훌라후프

두 그림의 다른 부분 5곳을 찾아 동그라미 해보세요.

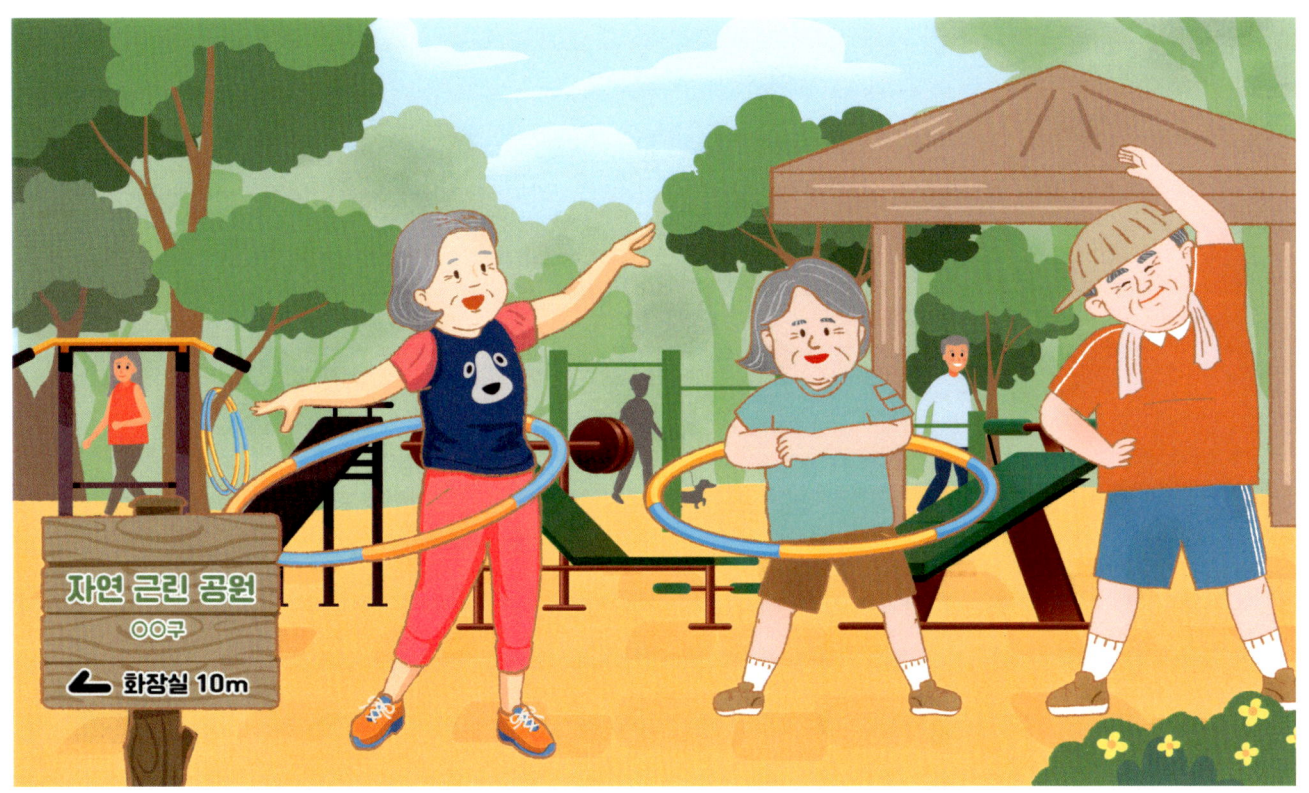

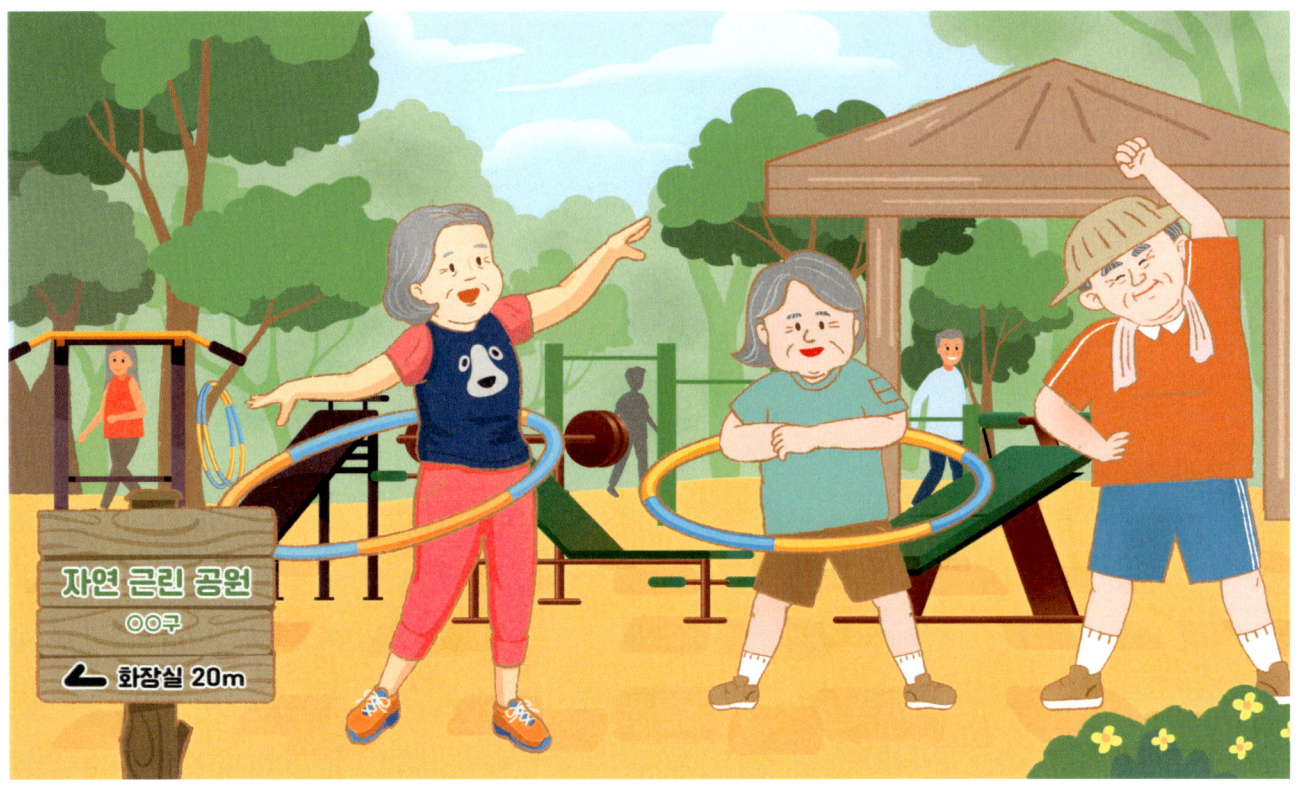

종이접기

두 그림의 다른 부분 5곳을 찾아 동그라미 해보세요.

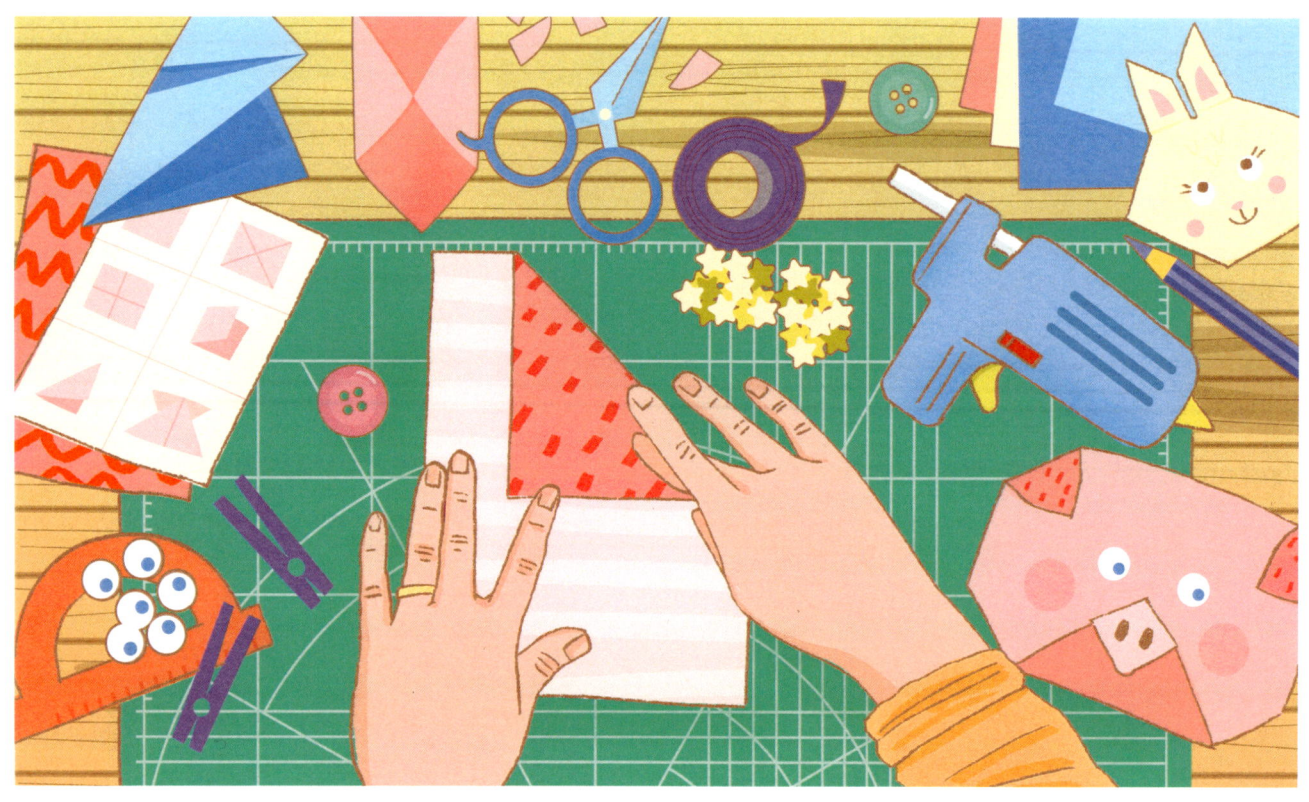

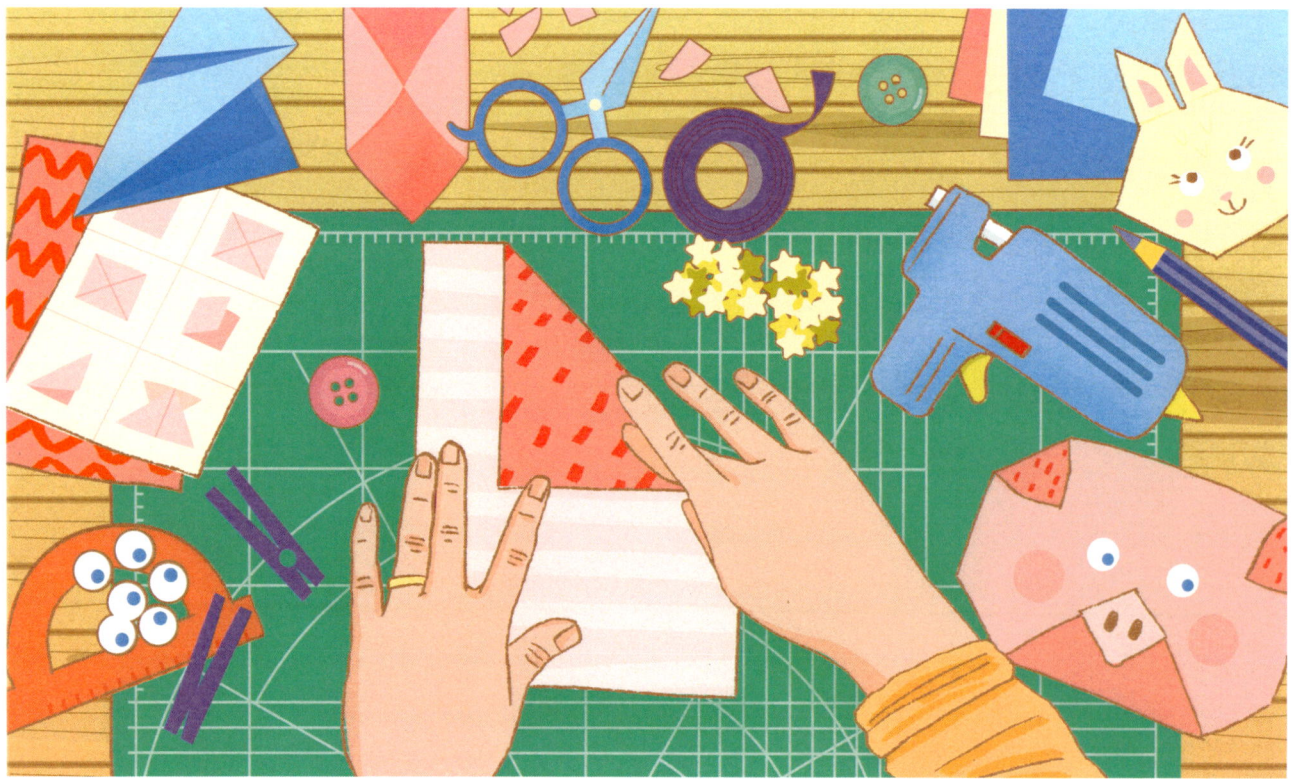

물총 놀이

두 그림의 다른 부분 5곳을 찾아 동그라미 해보세요.

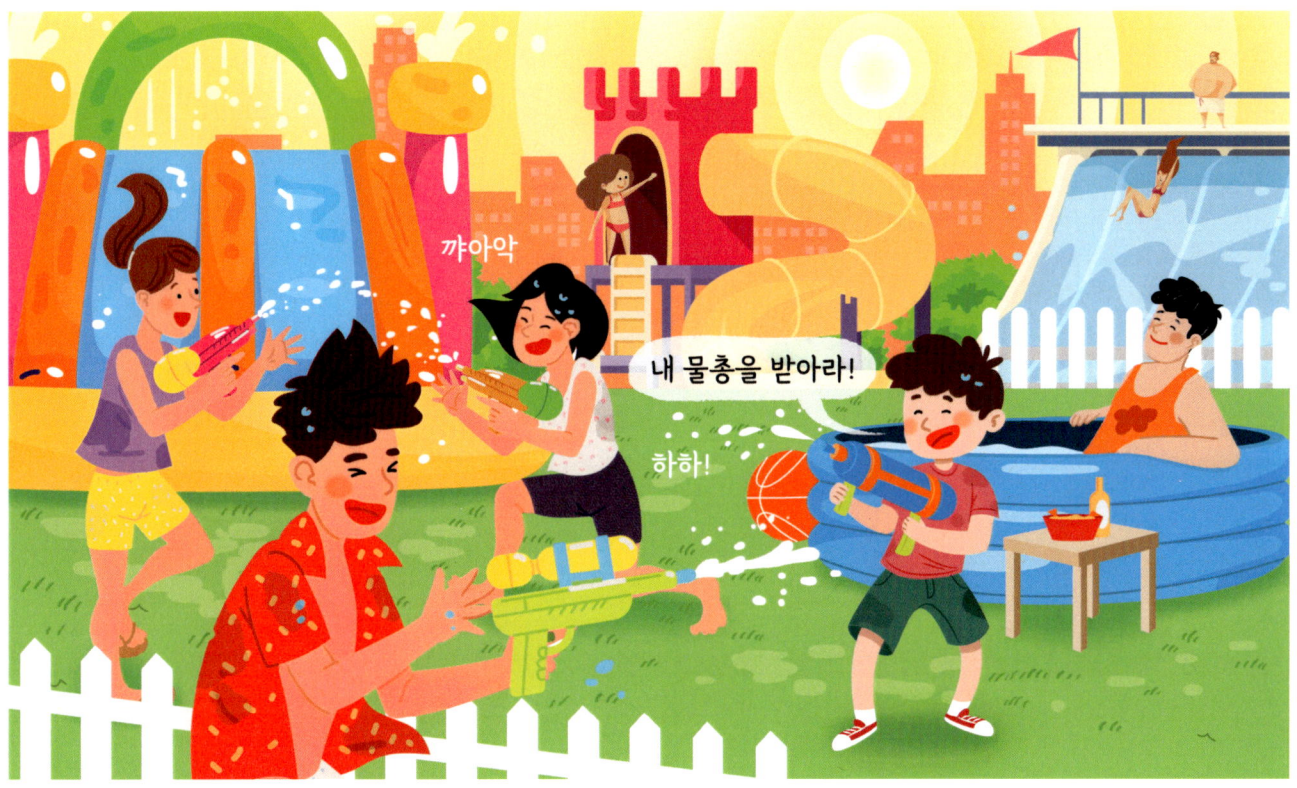

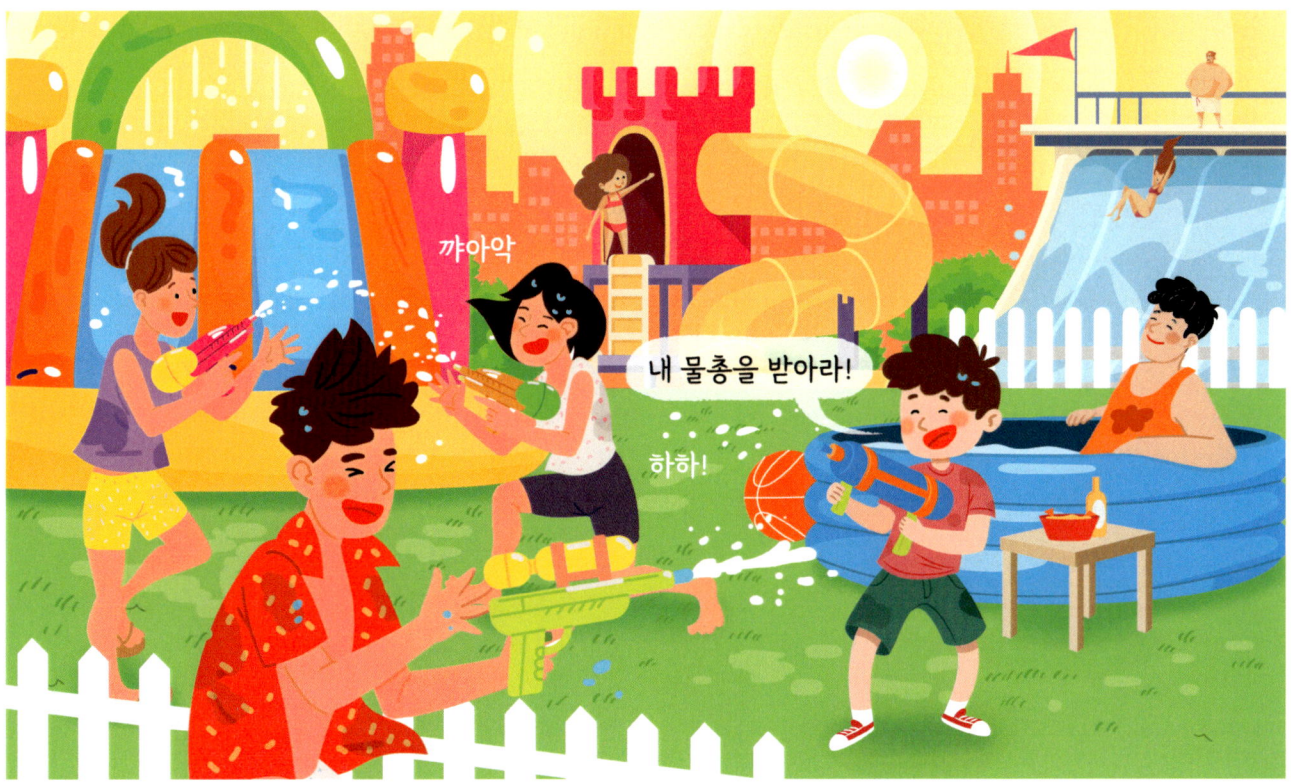

벽화 봉사

두 그림의 다른 부분 5곳을 찾아 동그라미 해보세요.

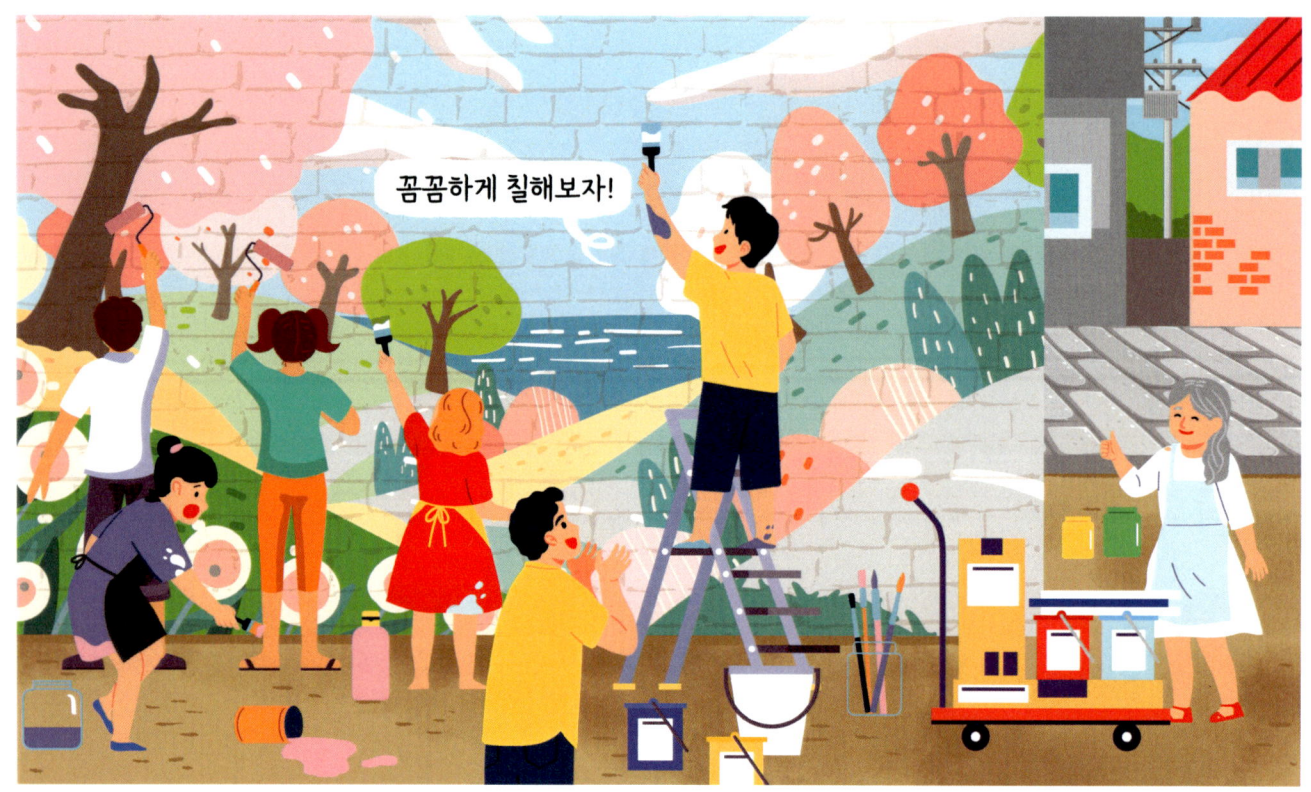

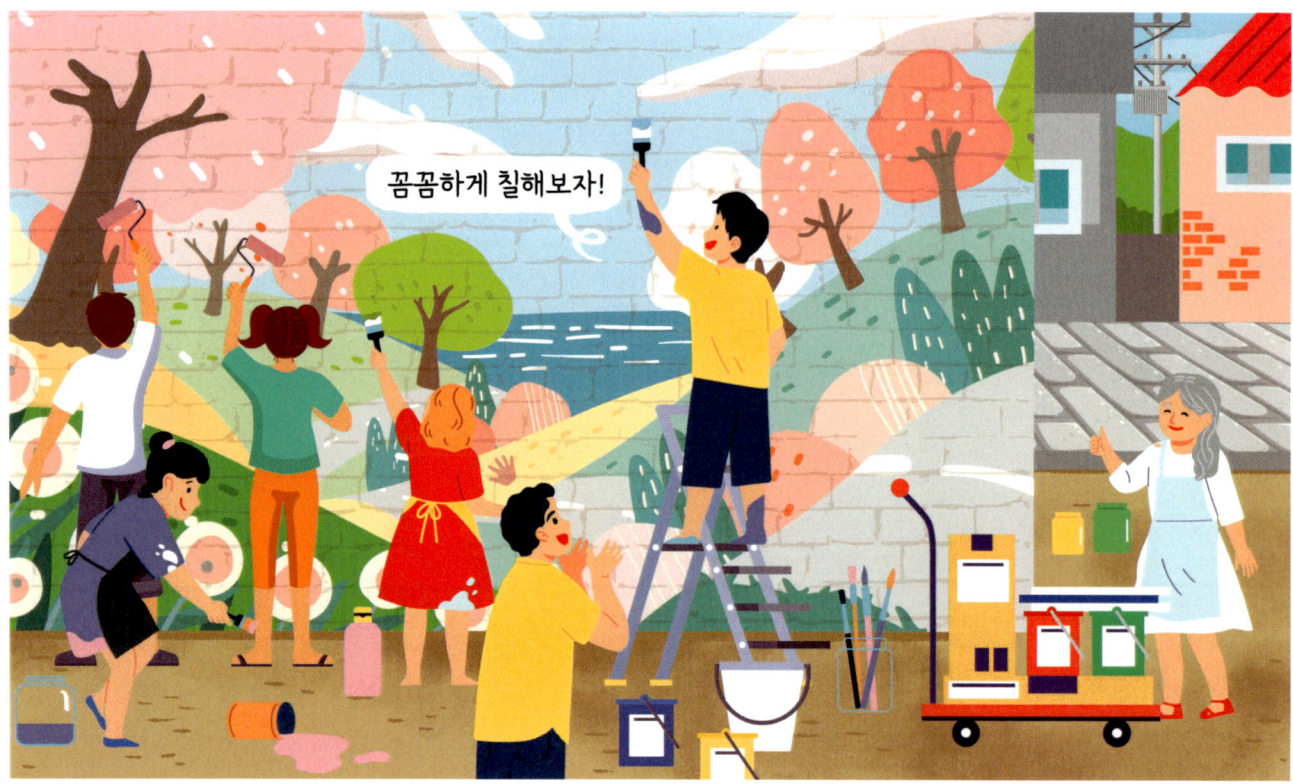

꽃 선물

두 그림의 다른 부분 5곳을 찾아 동그라미 해보세요.

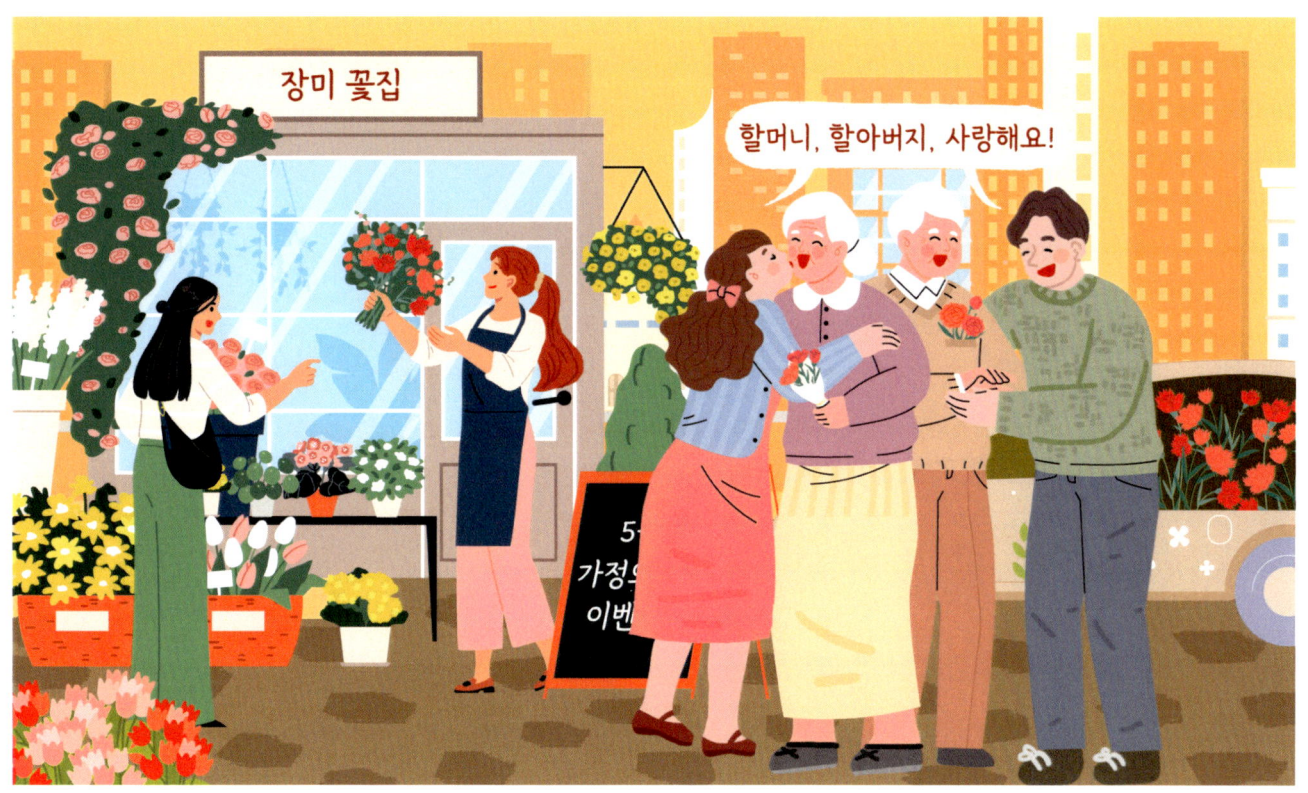

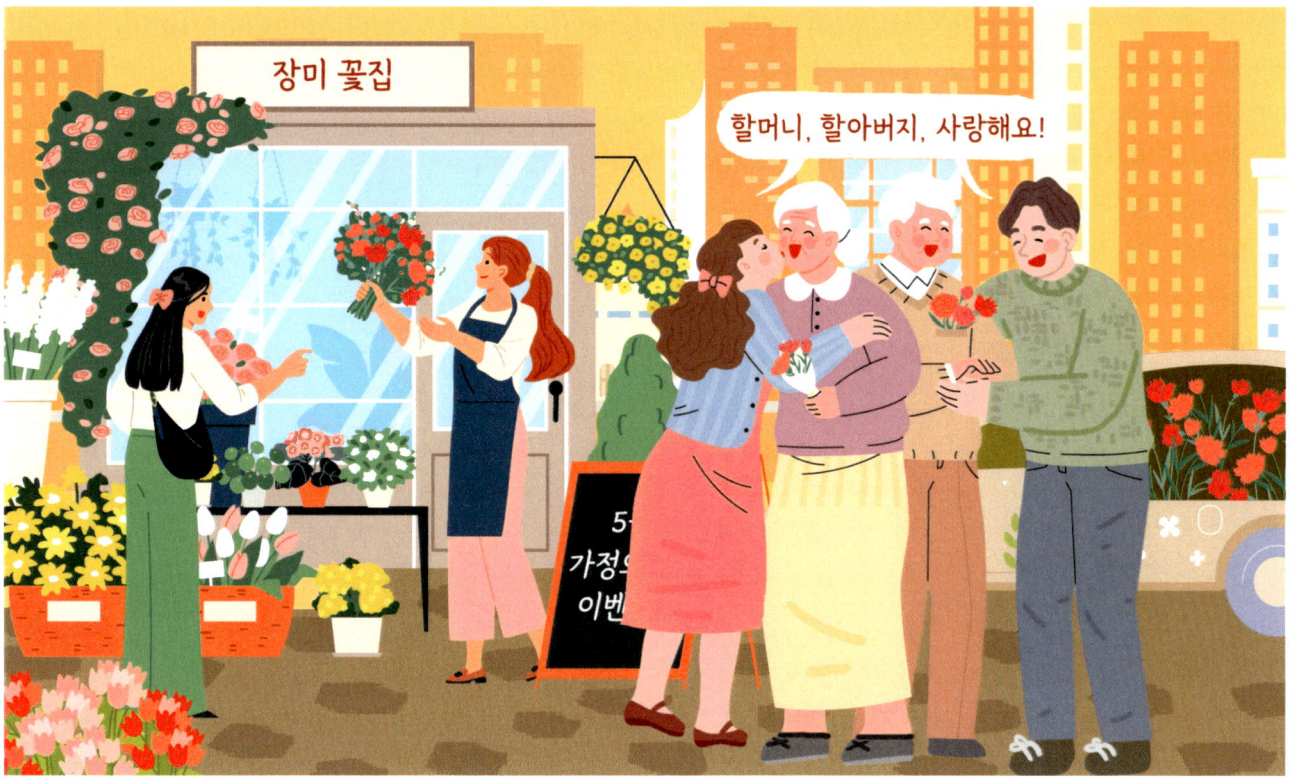

우표 수집

두 그림의 다른 부분 5곳을 찾아 동그라미 해보세요.

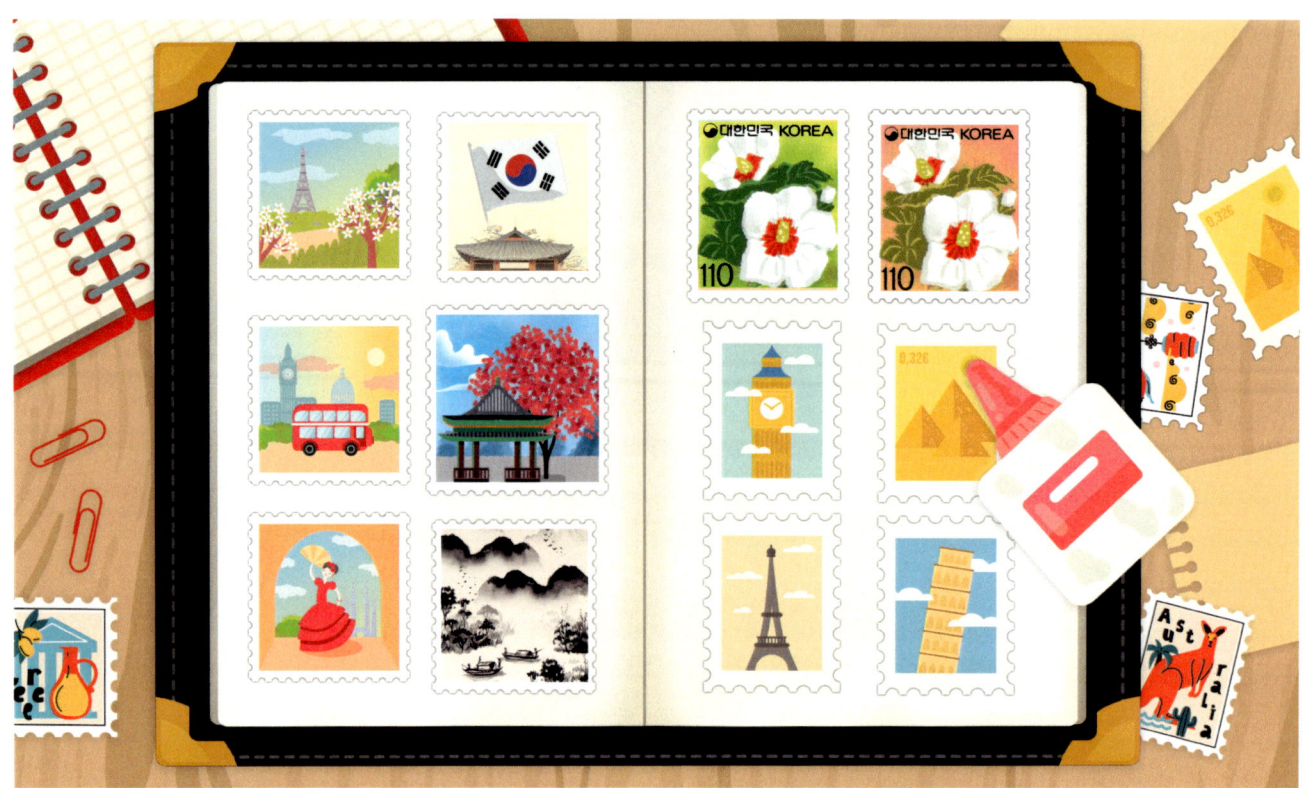

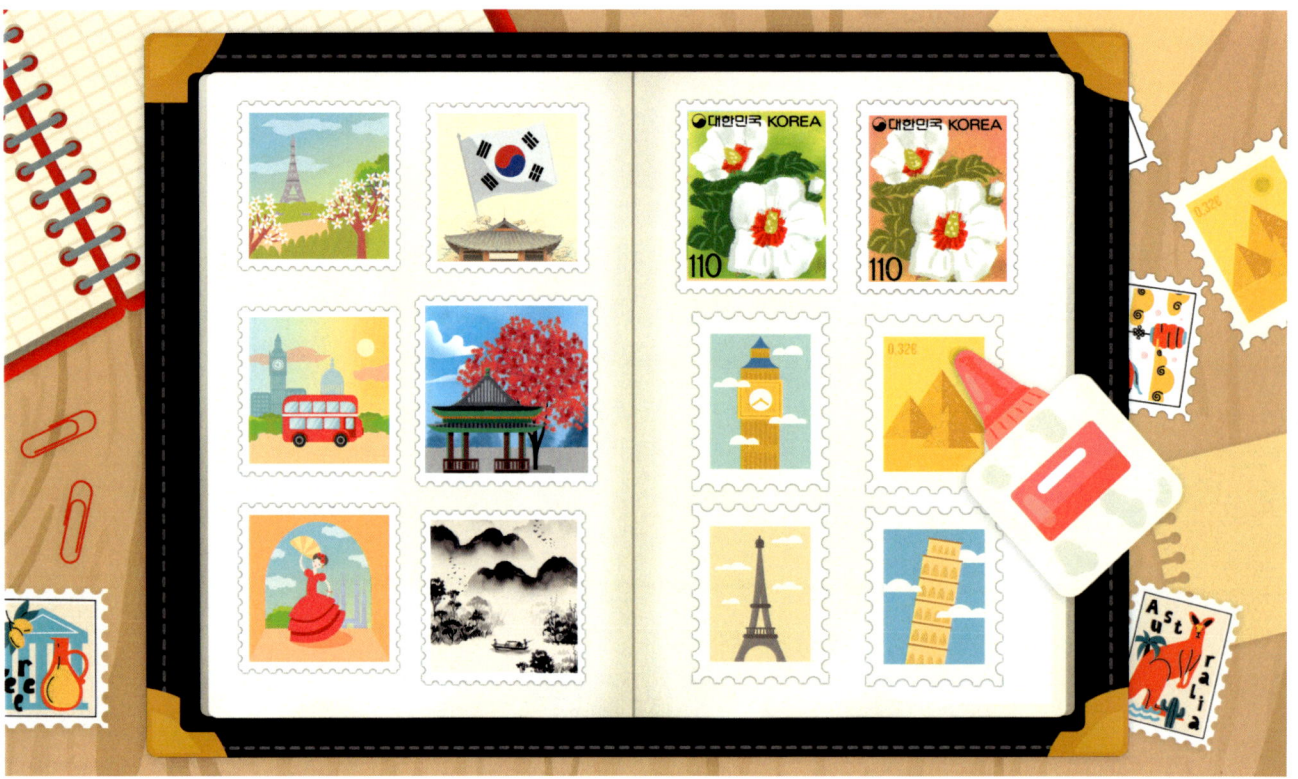

병원 진료

두 그림의 다른 부분 5곳을 찾아 동그라미 해보세요.

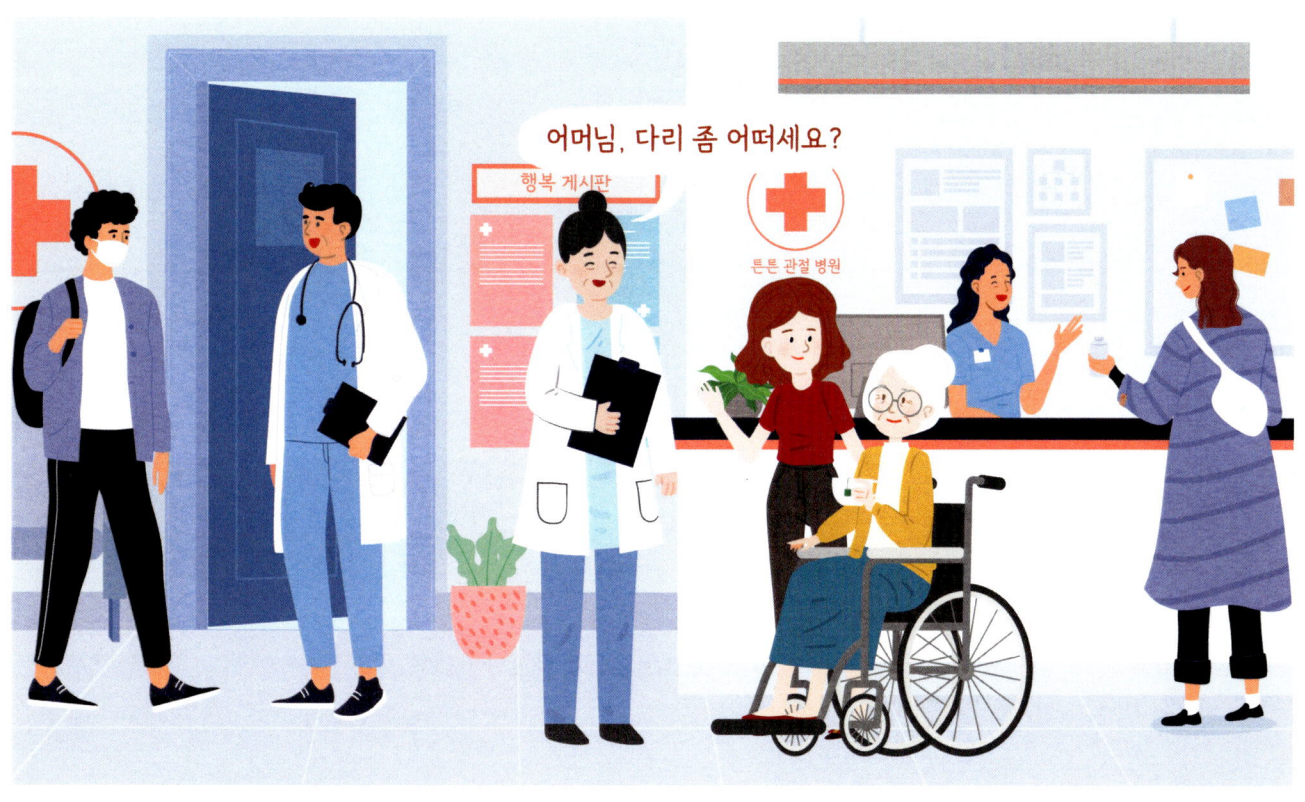

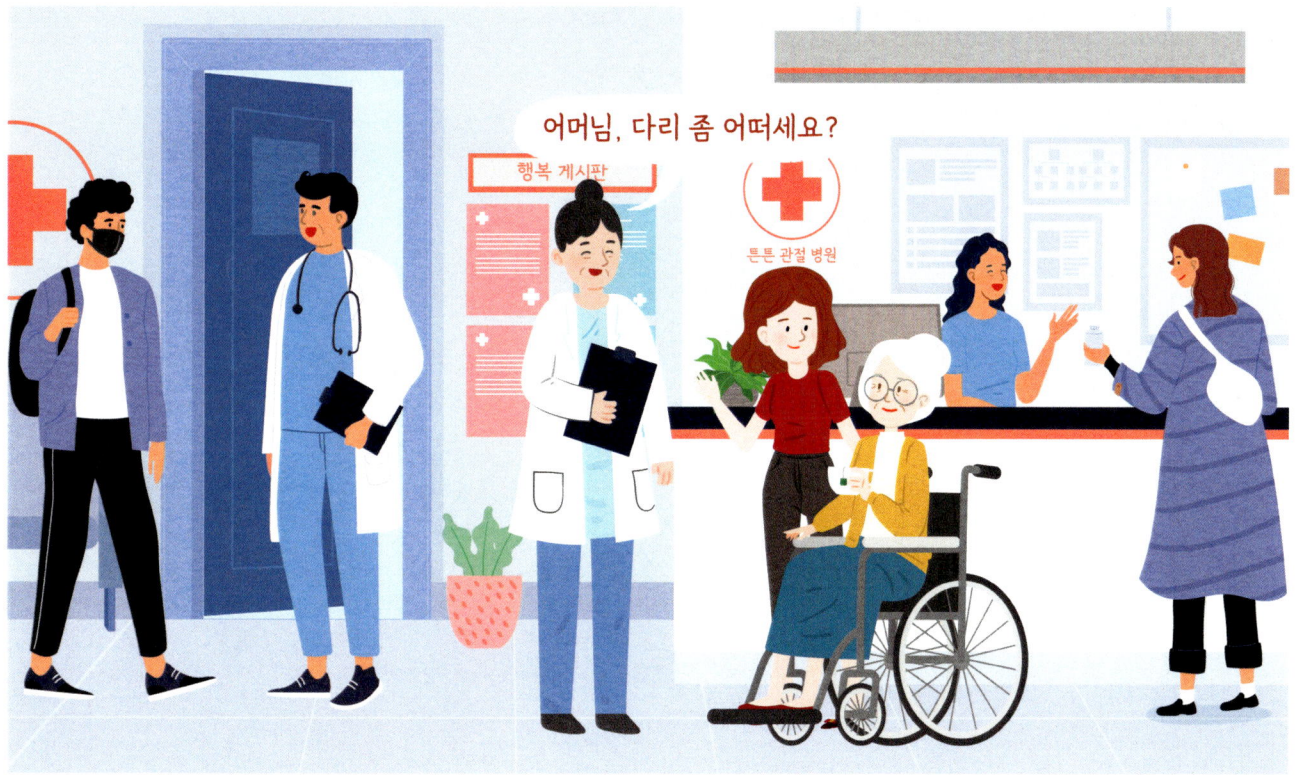

고추잠자리

두 그림의 다른 부분 5곳을 찾아 동그라미 해보세요.

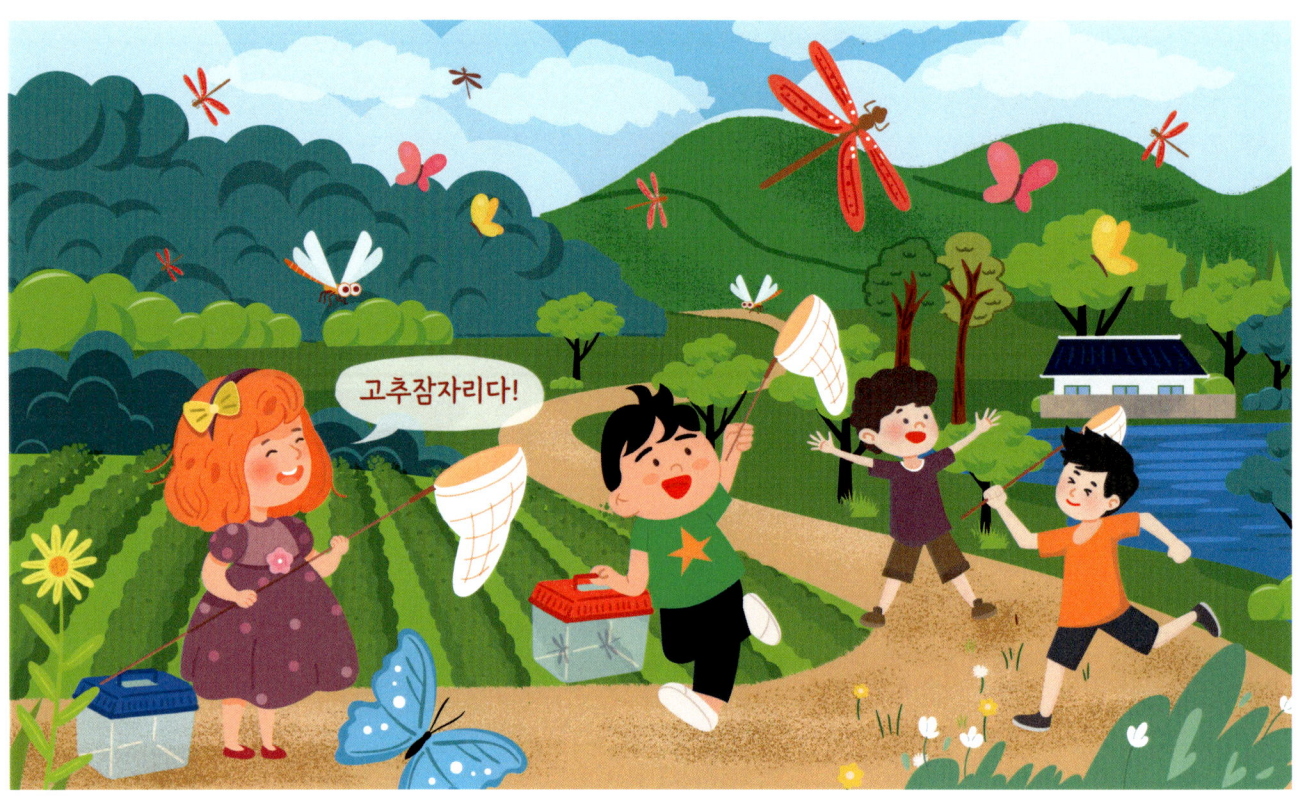

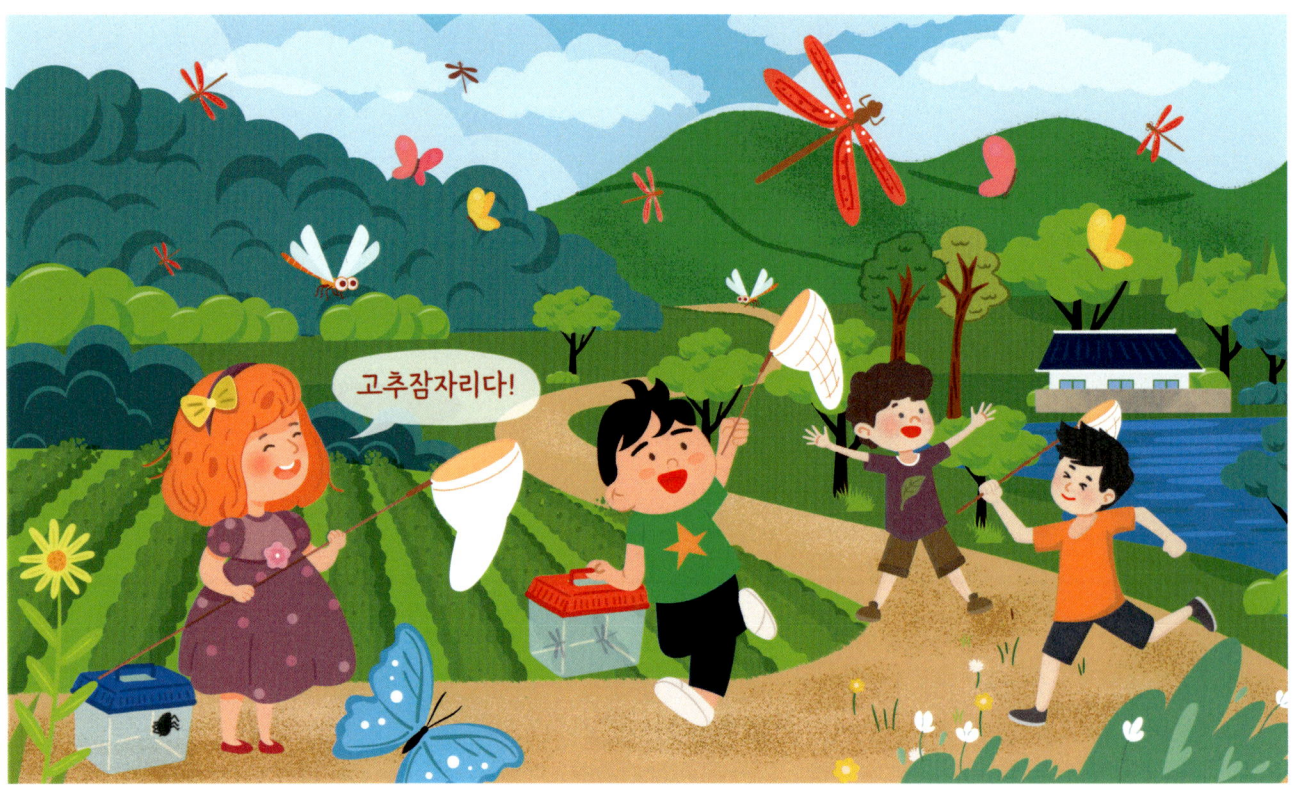

혈압 측정

두 그림의 다른 부분 5곳을 찾아 동그라미 해보세요.

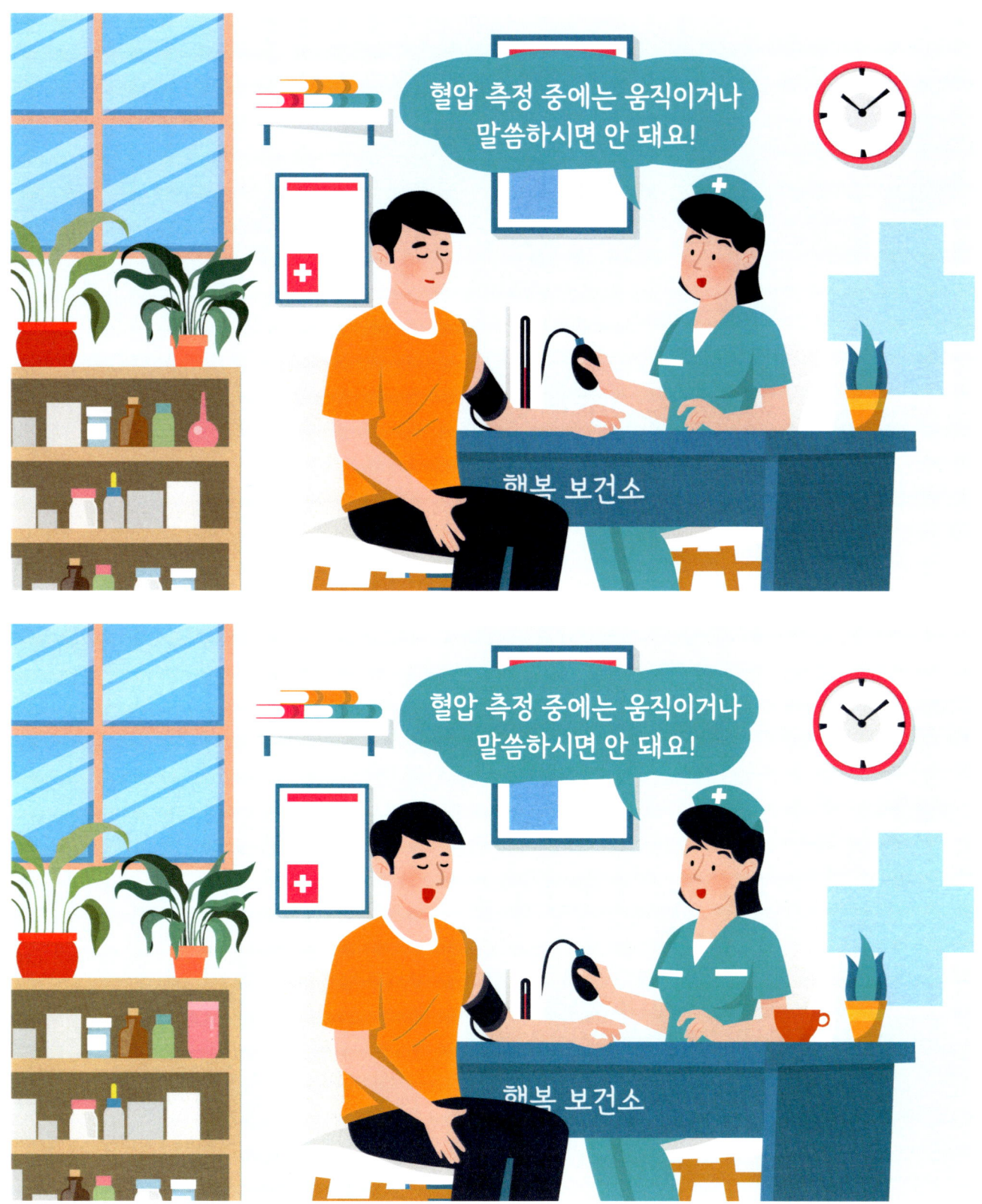

태권도

두 그림의 다른 부분 5곳을 찾아 동그라미 해보세요.

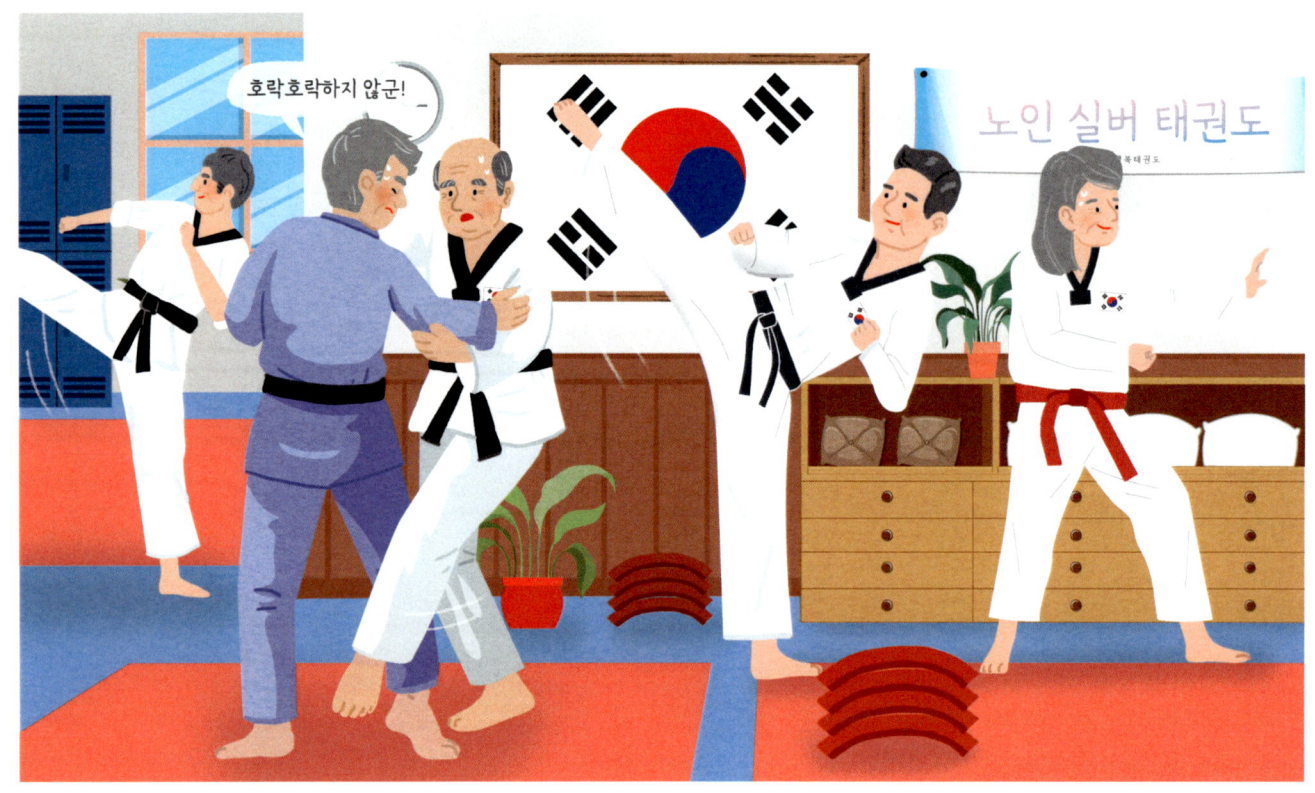

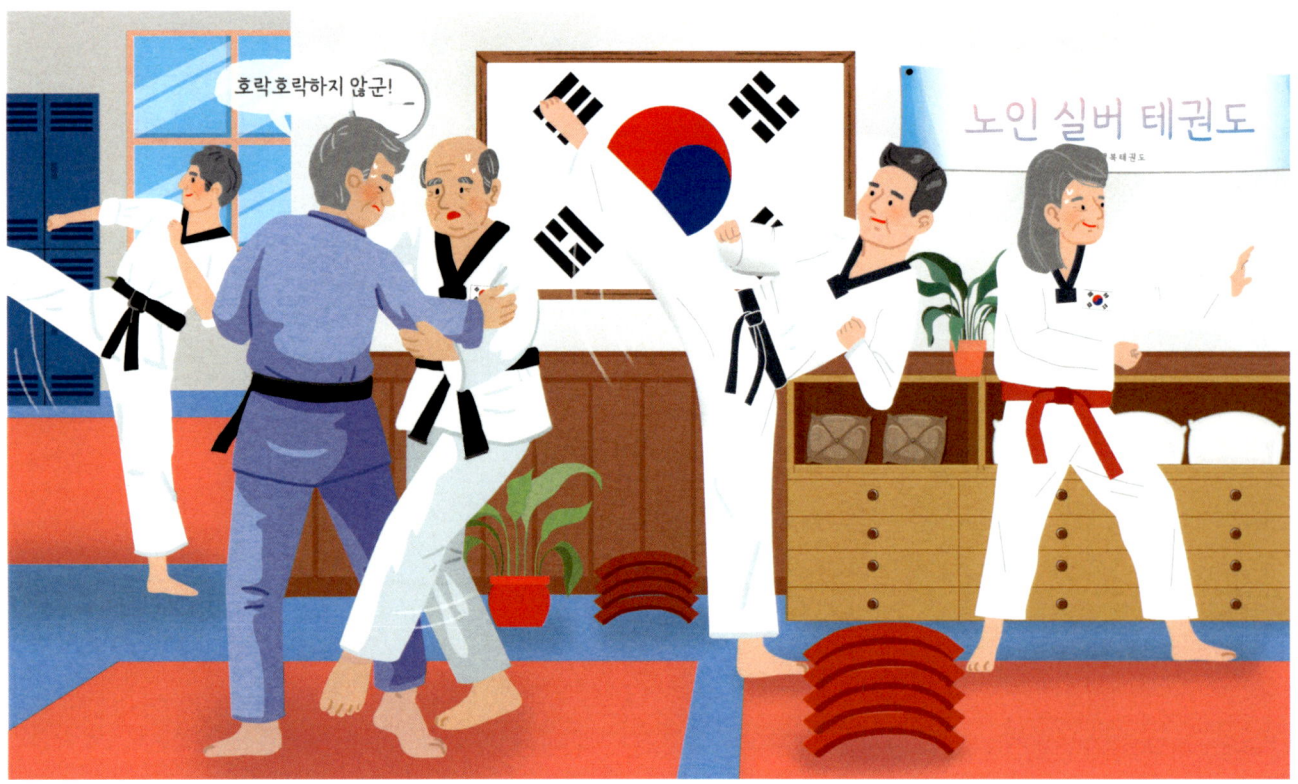

분갈이

두 그림의 다른 부분 5곳을 찾아 동그라미 해보세요.

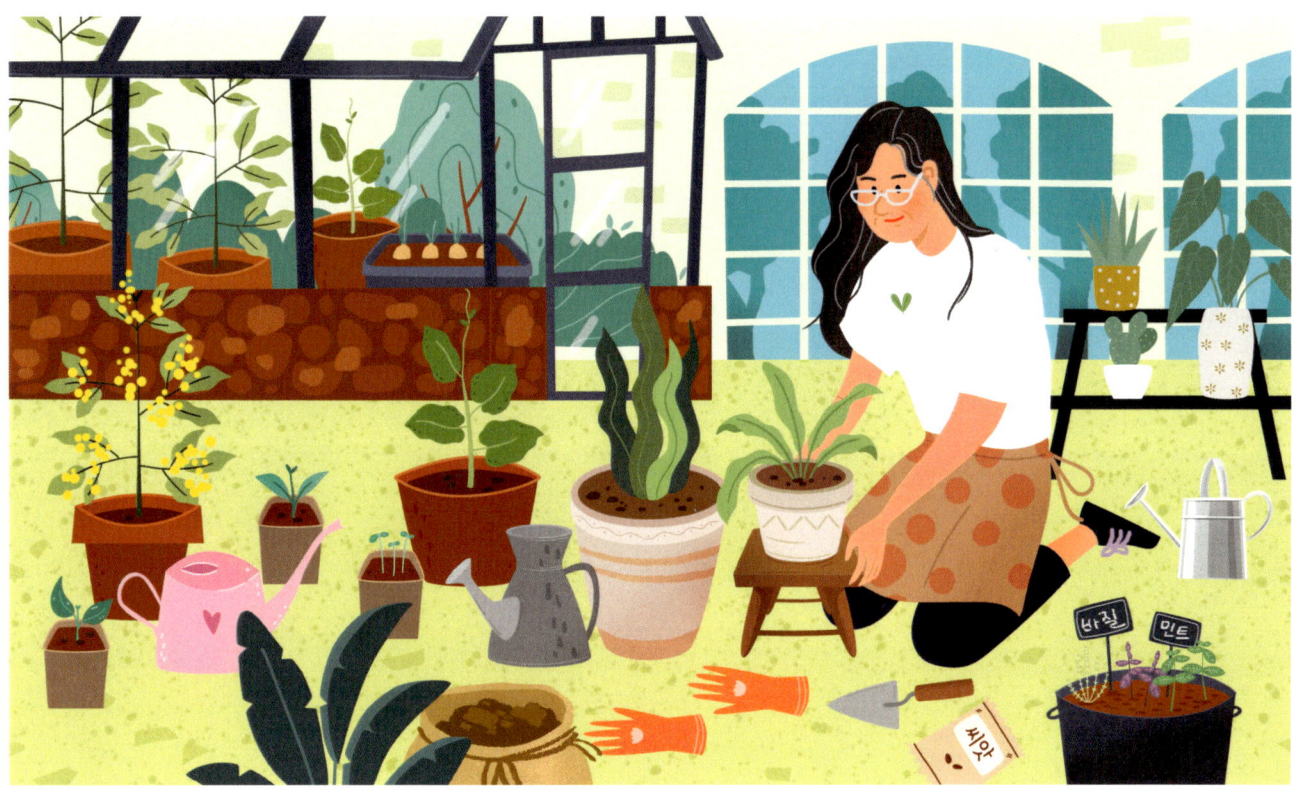

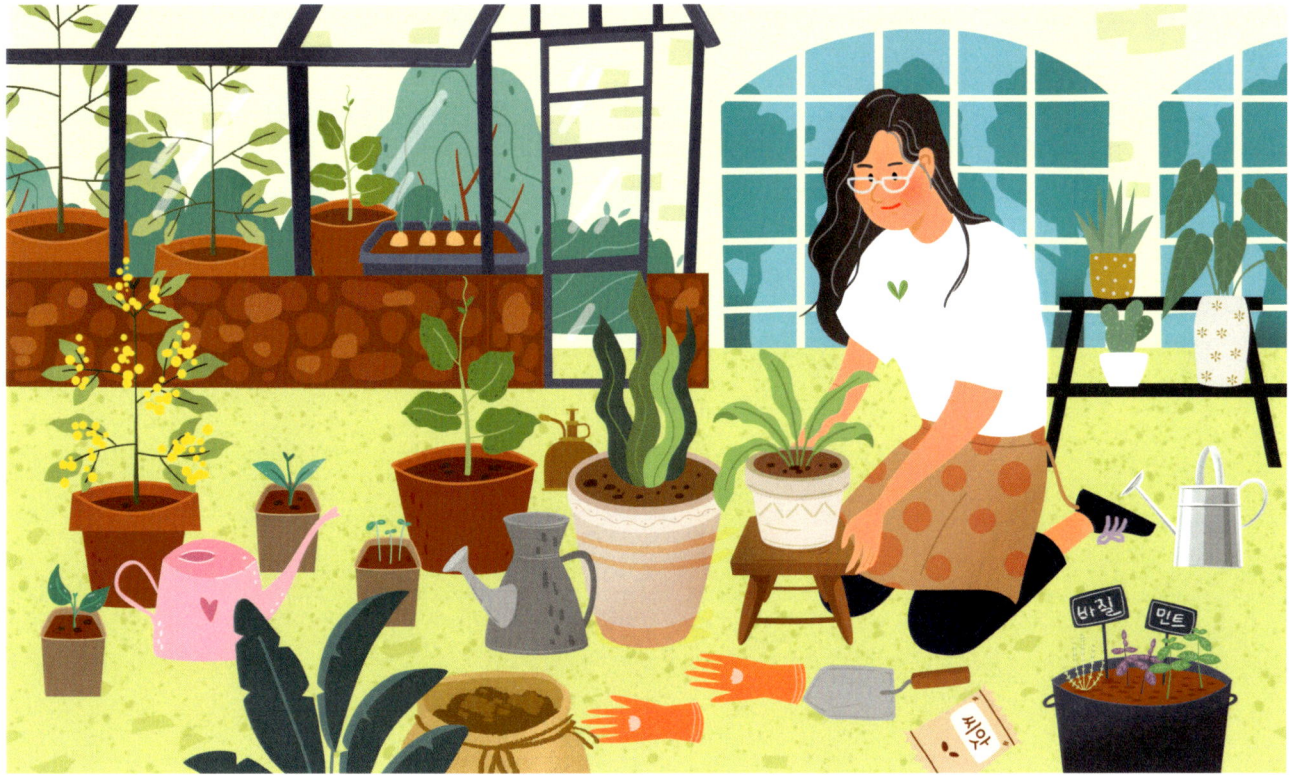

스마트폰 교실

두 그림의 다른 부분 5곳을 찾아 동그라미 해보세요.

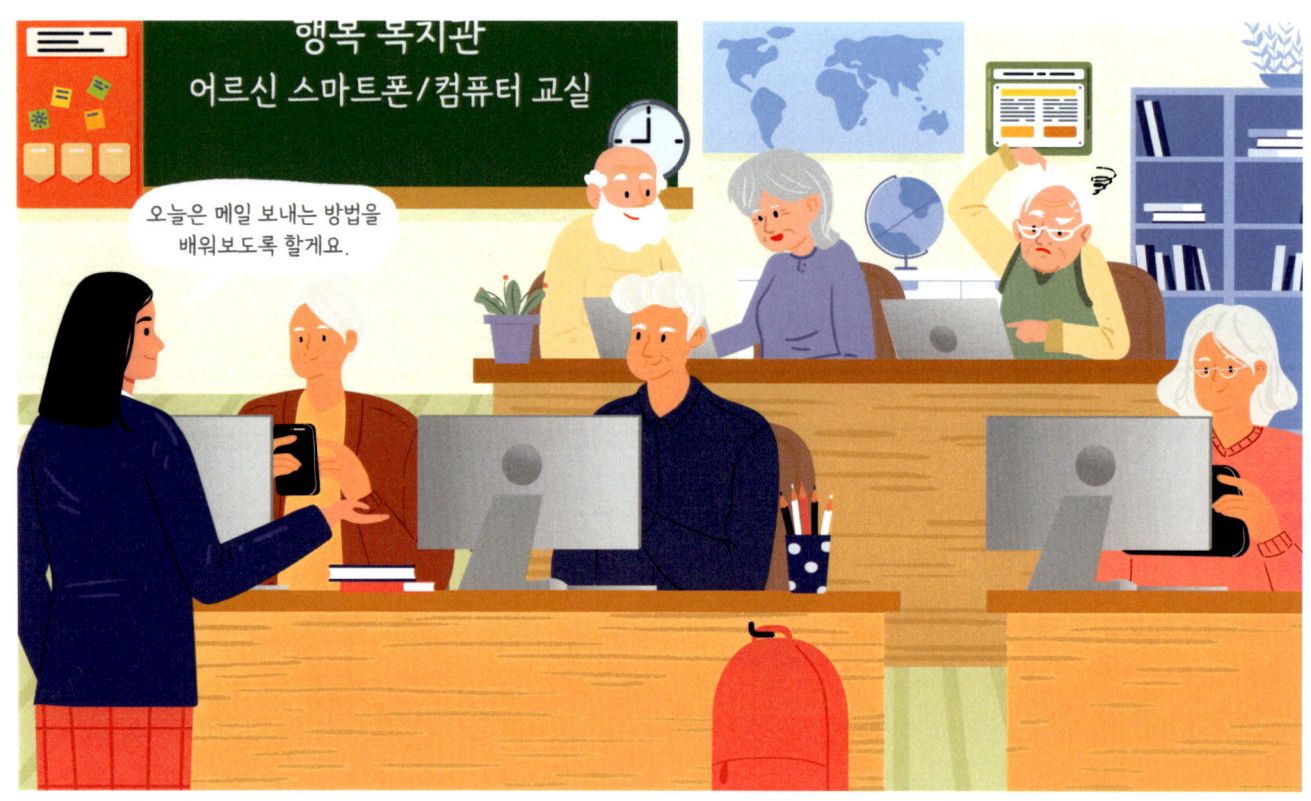

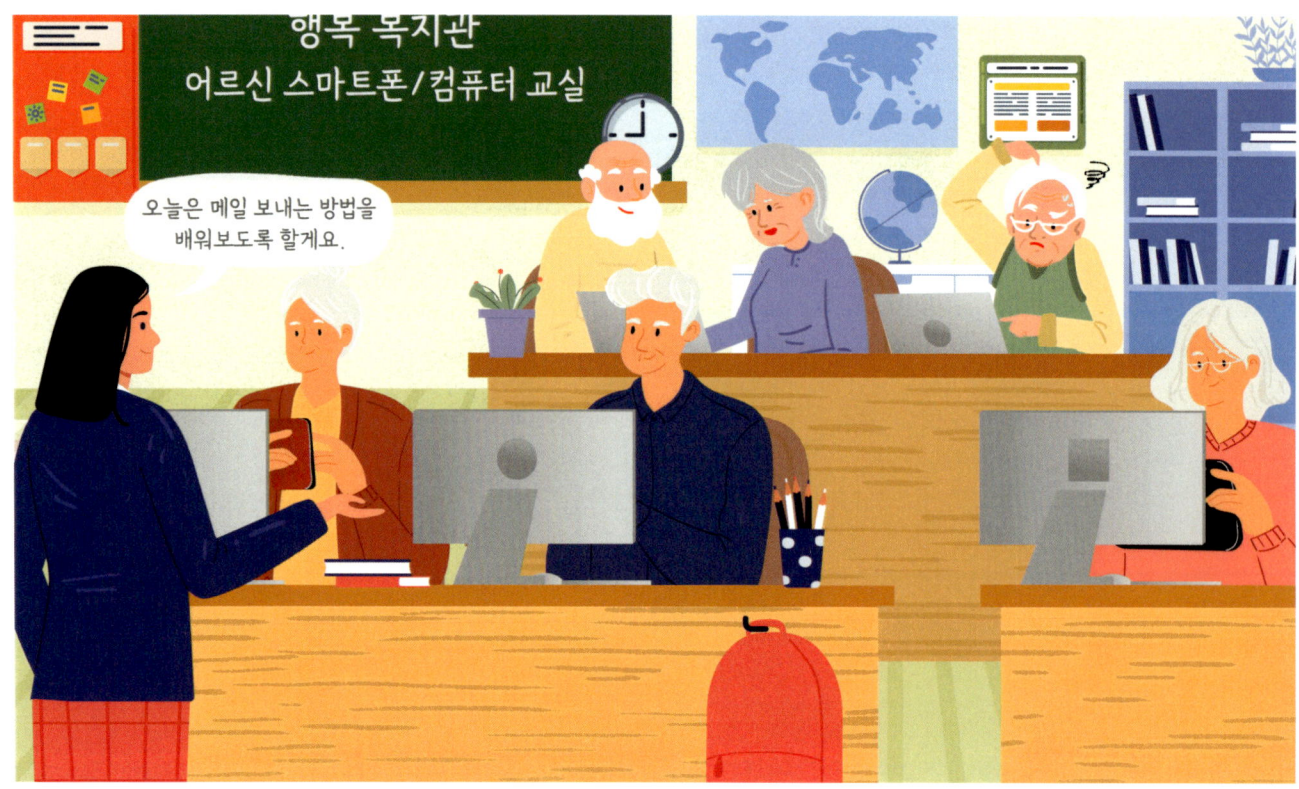

공원 벤치

두 그림의 다른 부분 5곳을 찾아 동그라미 해보세요.

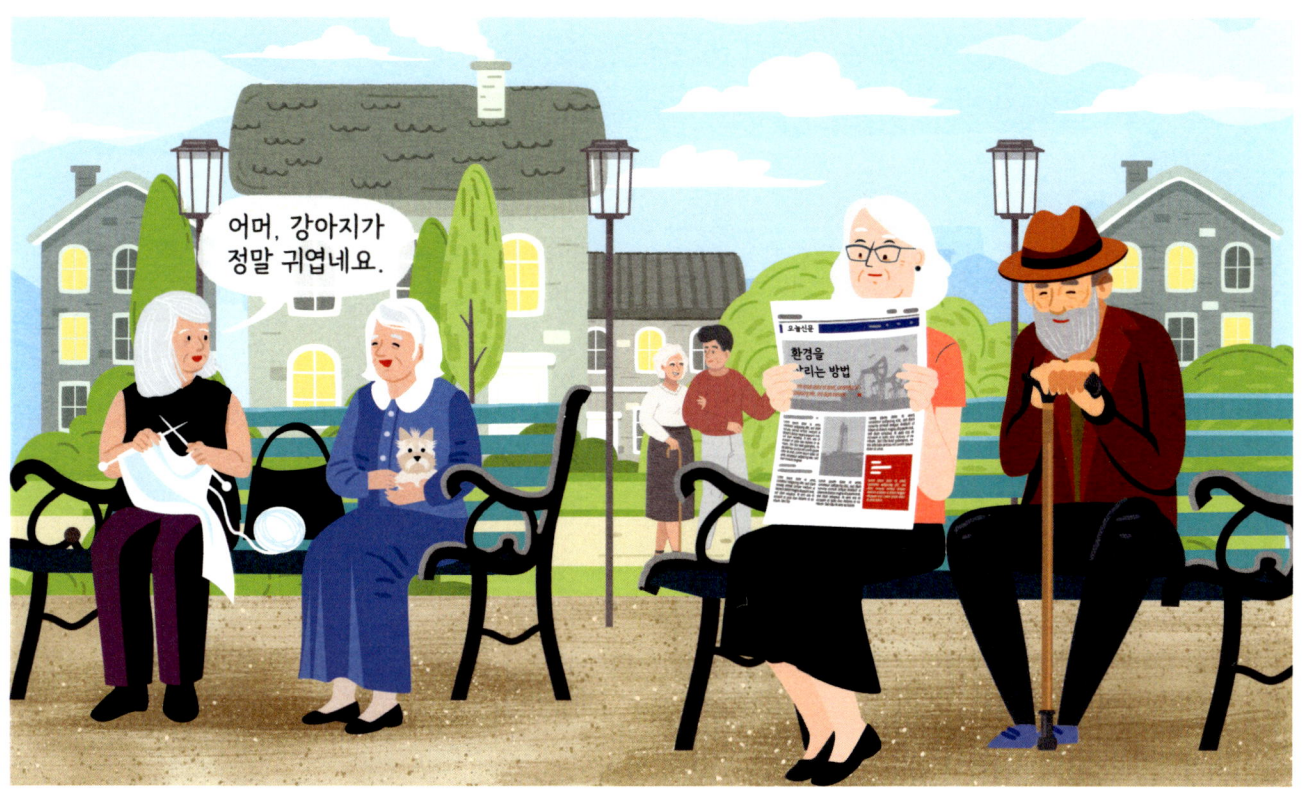

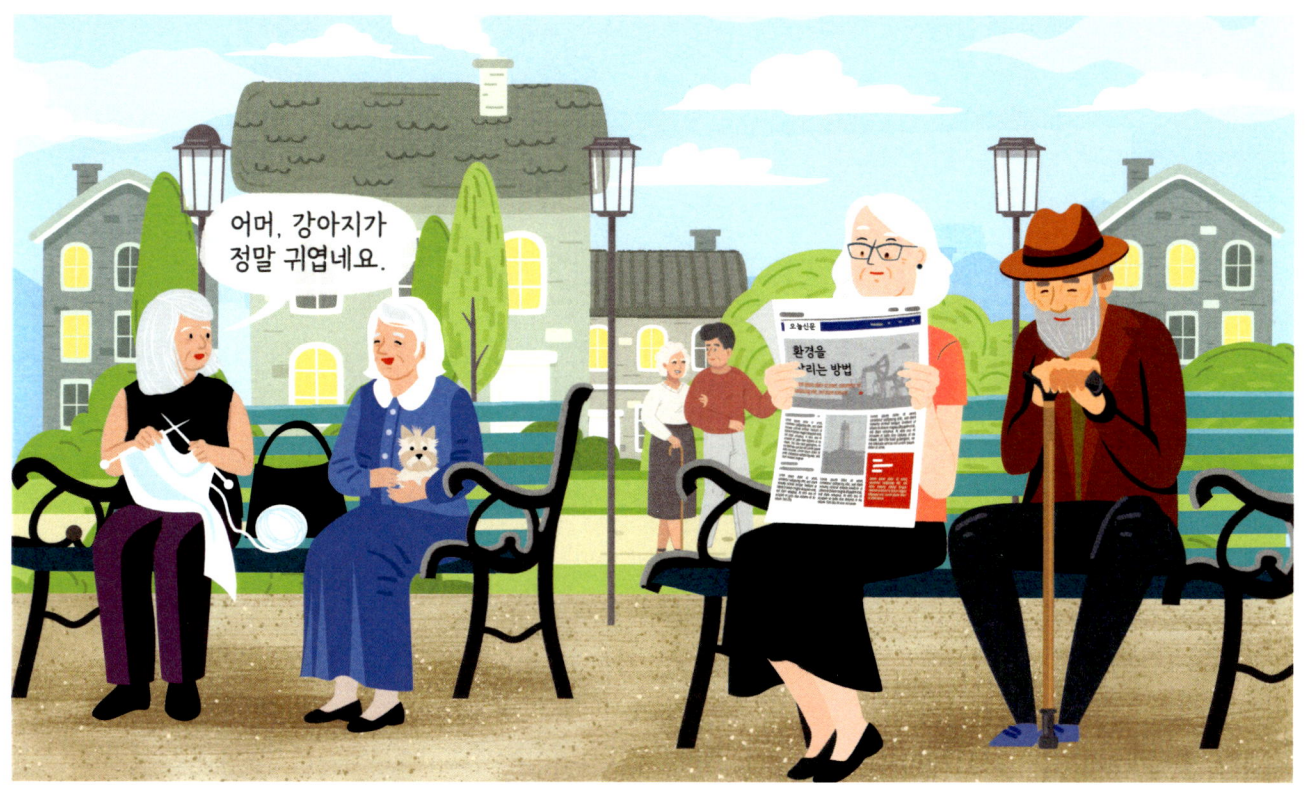

지갑 정리하기

두 그림의 다른 부분 5곳을 찾아 동그라미 해보세요.

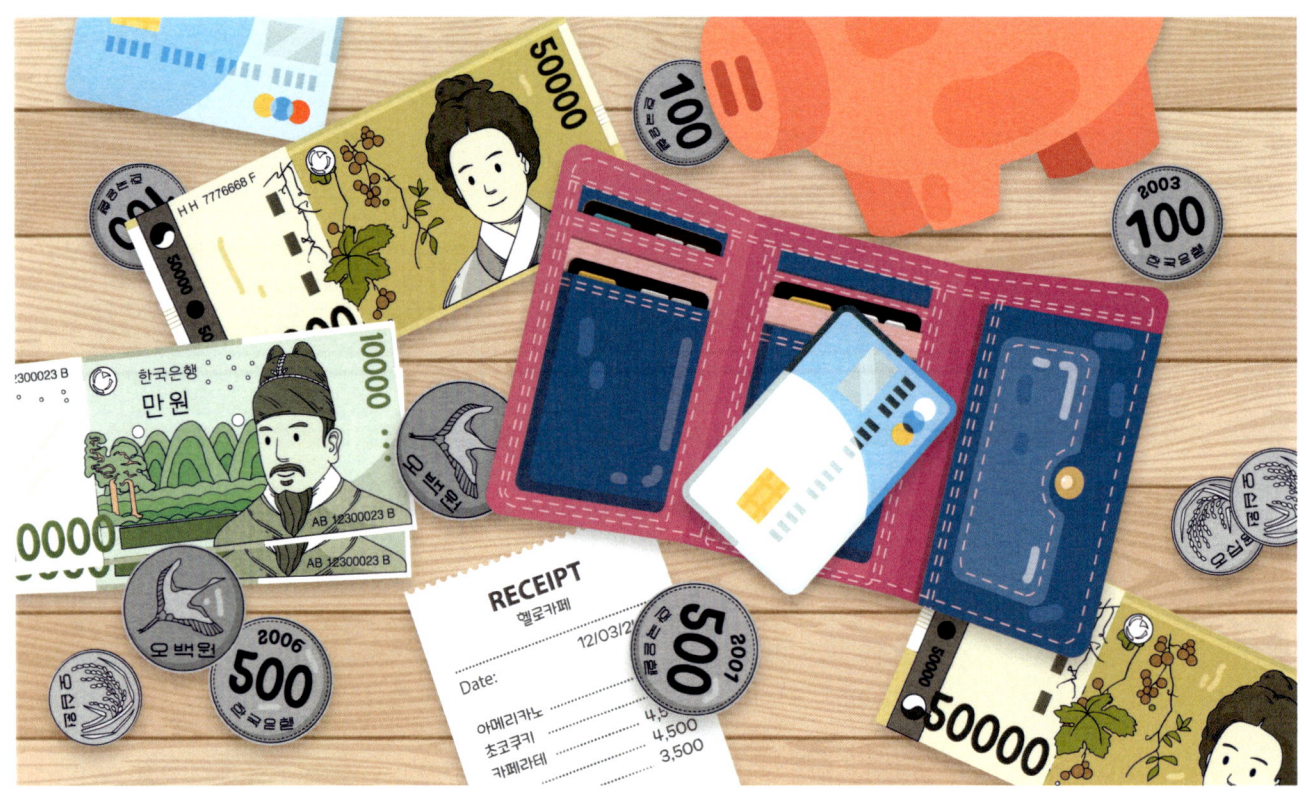

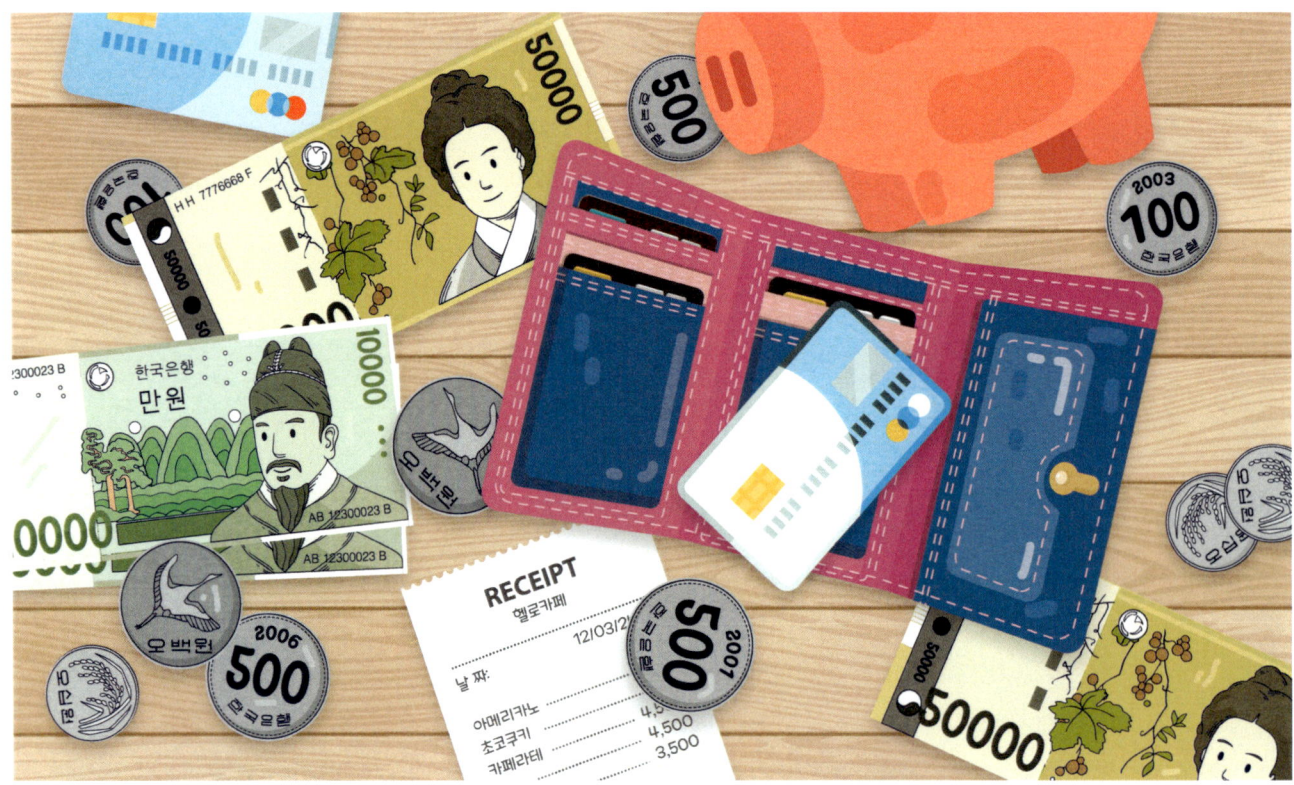

운동하기

두 그림의 다른 부분 5곳을 찾아 동그라미 해보세요.

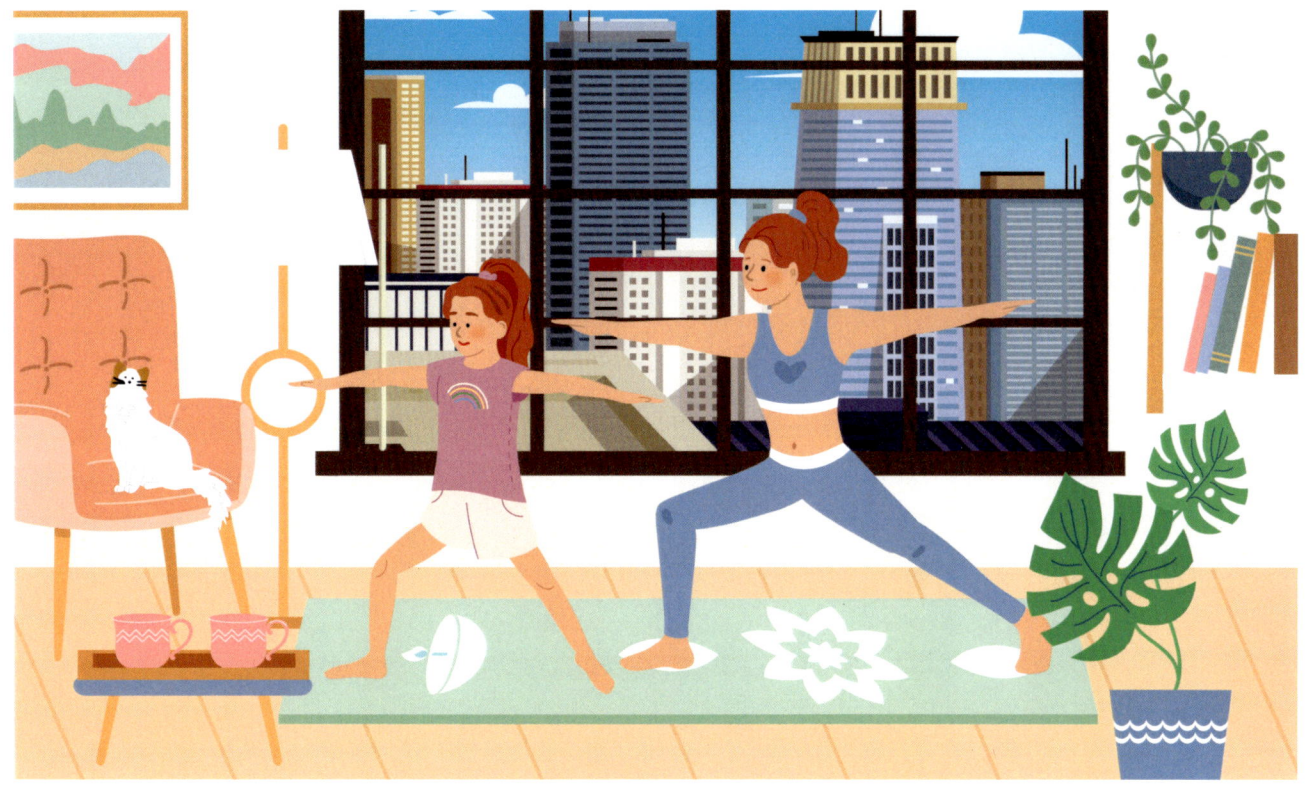

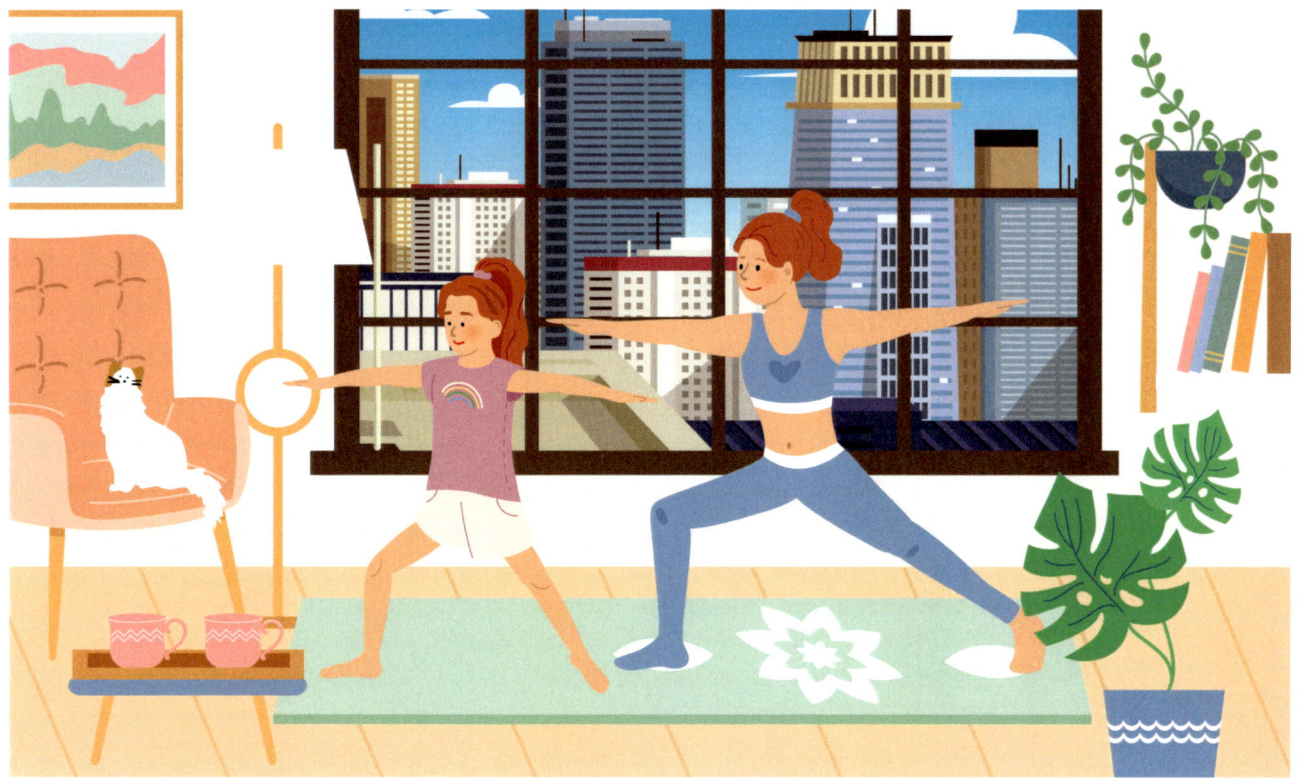

주말 시장

두 그림의 다른 부분 5곳을 찾아 동그라미 해보세요.

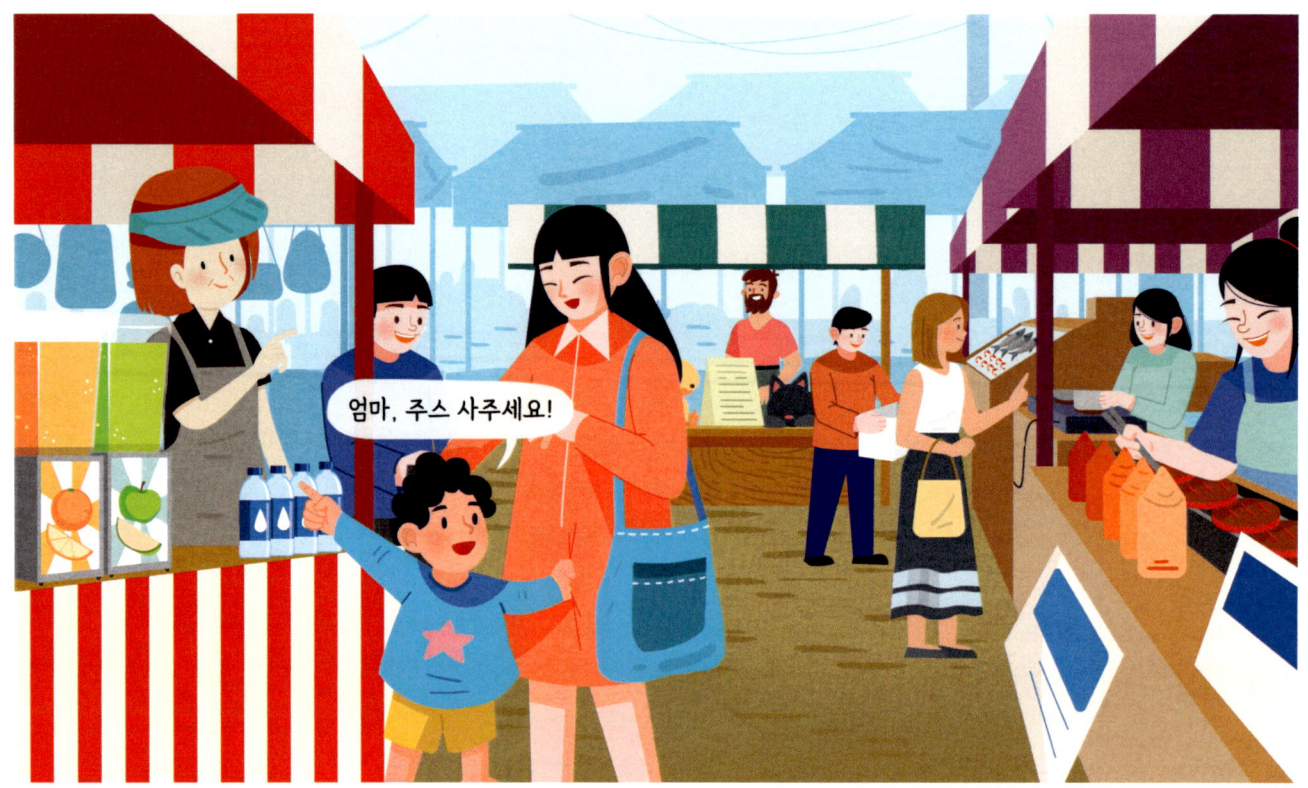

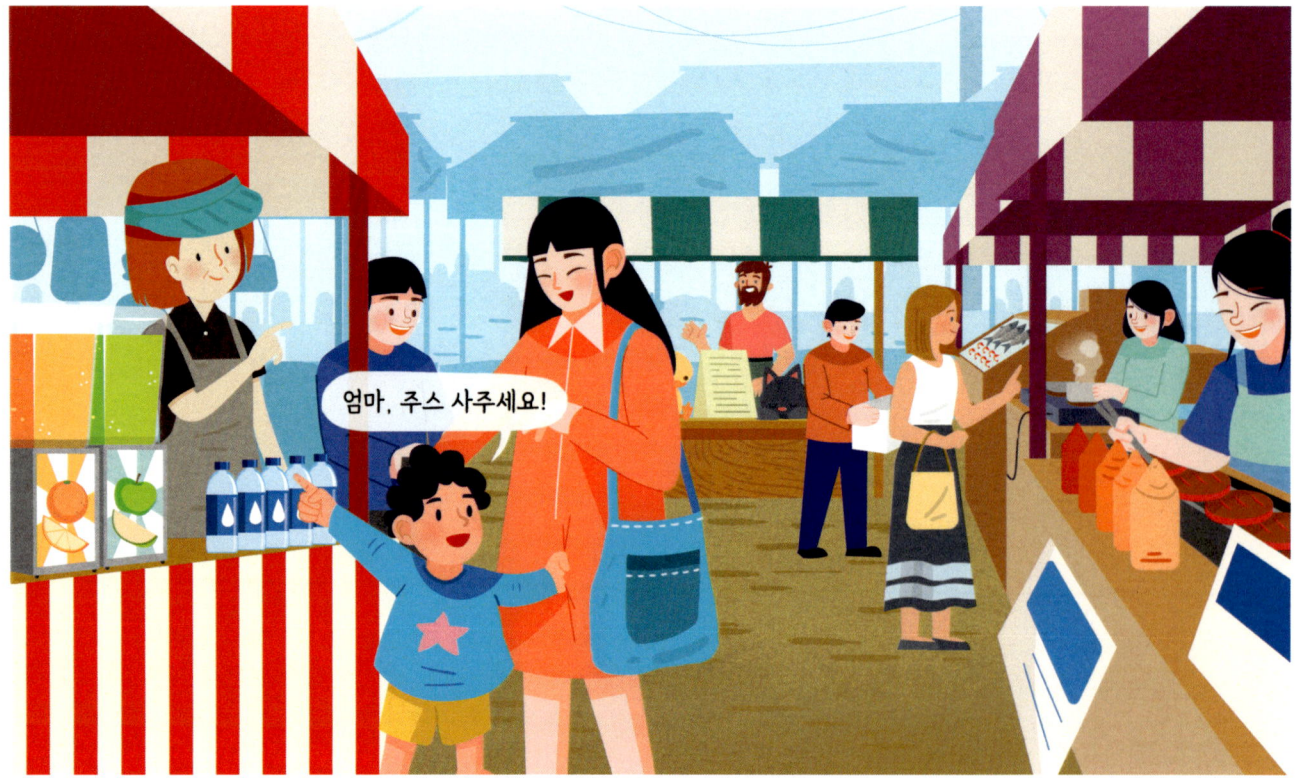

스케이트

두 그림의 다른 부분 5곳을 찾아 동그라미 해보세요.

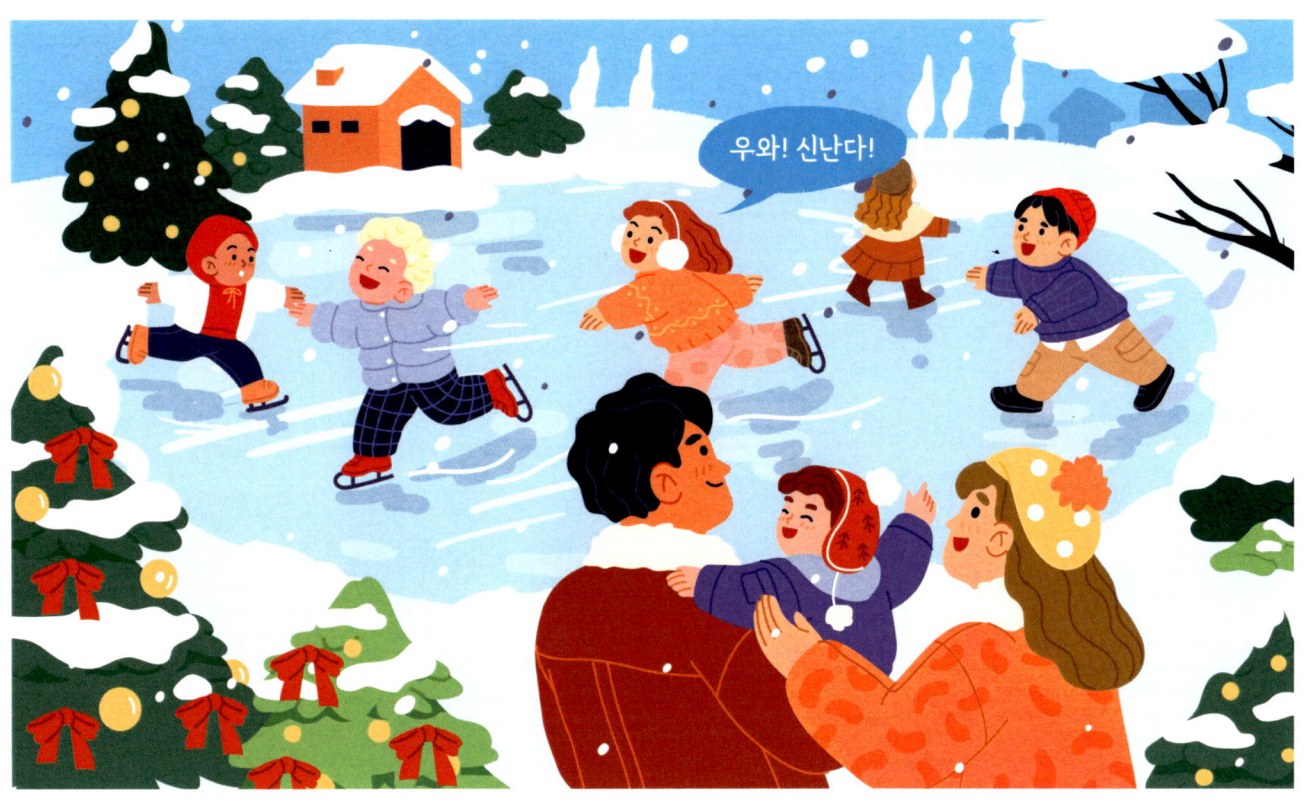

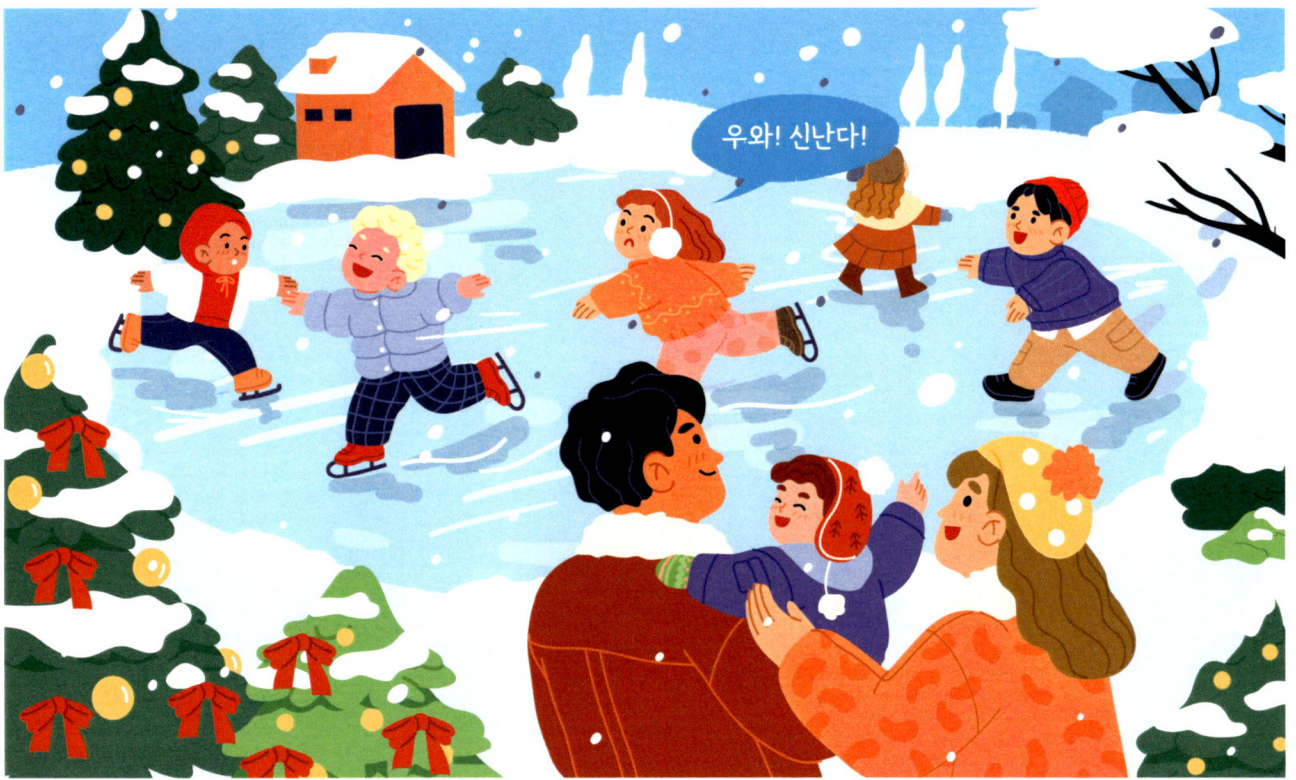

해변 산책

두 그림의 다른 부분 5곳을 찾아 동그라미 해보세요.

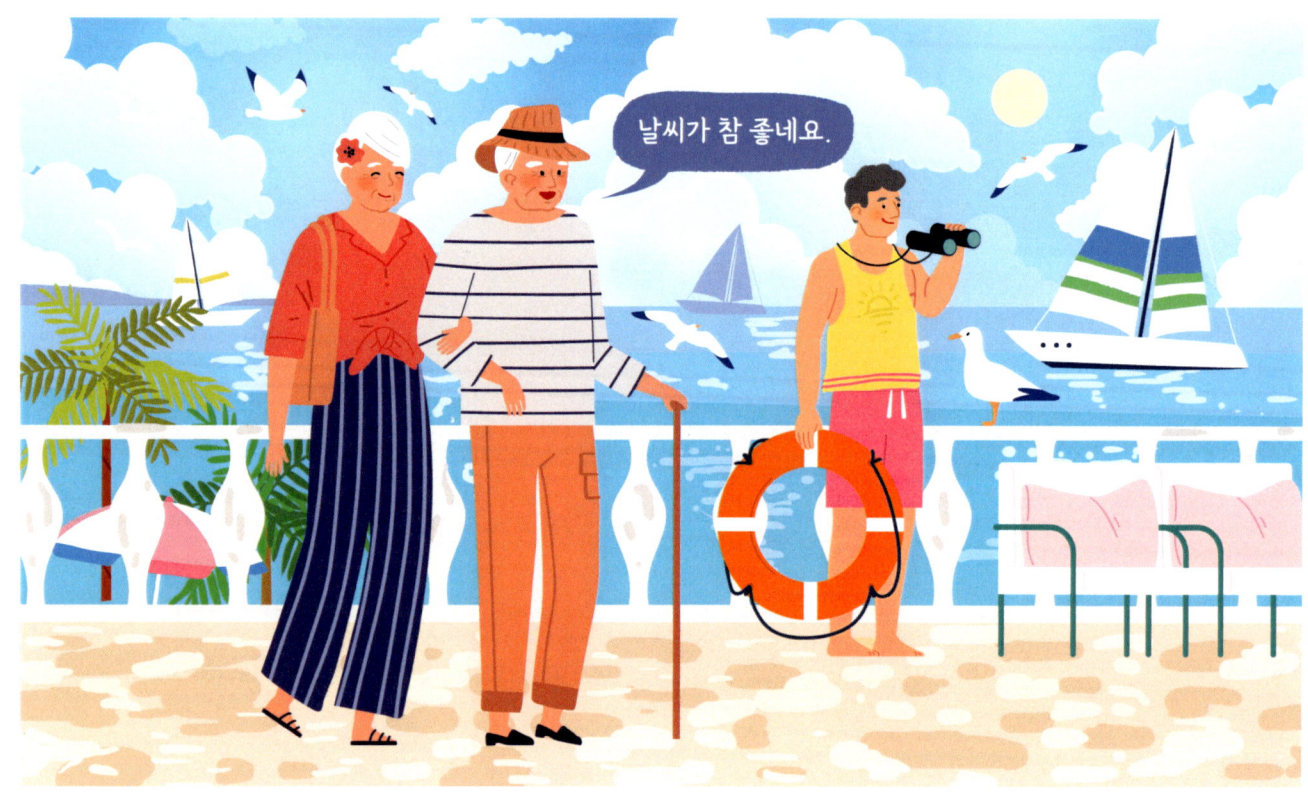

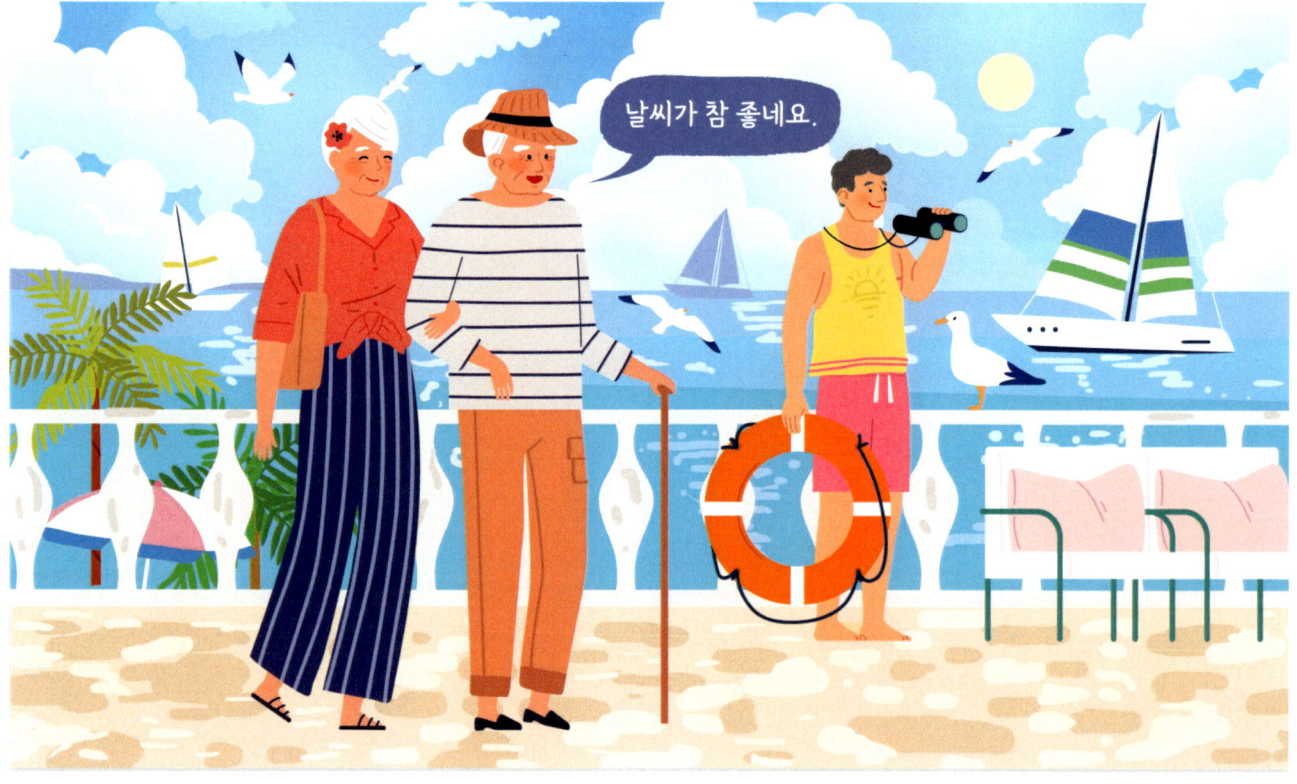

화투

두 그림의 다른 부분 5곳을 찾아 동그라미 해보세요.

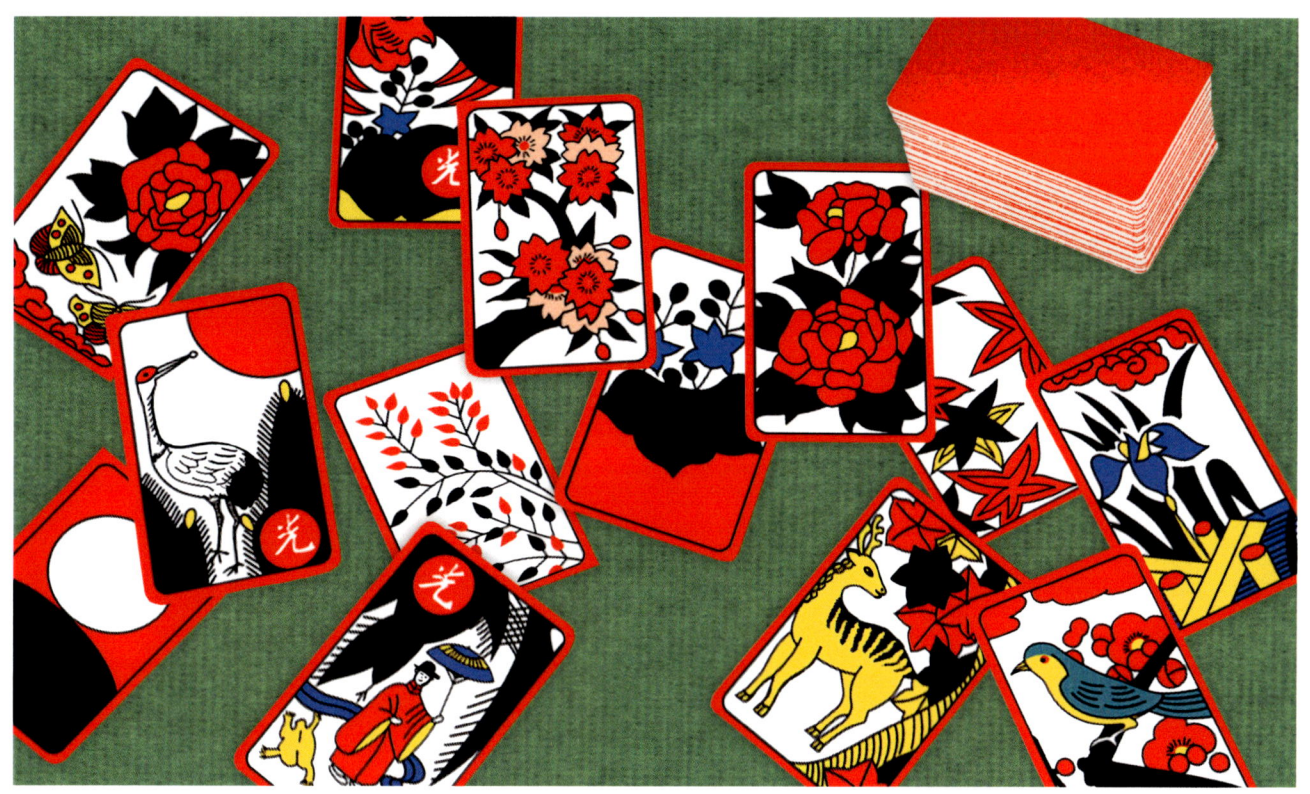

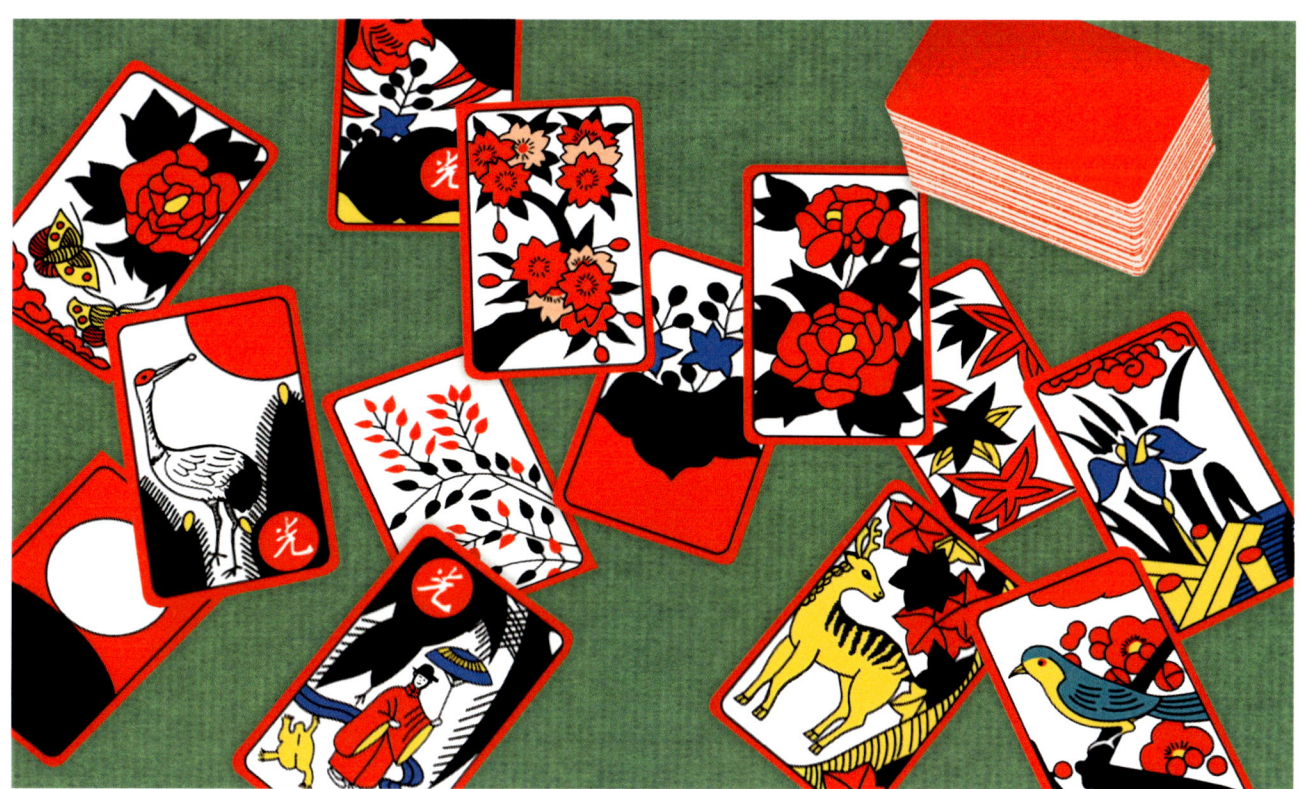

분리수거

두 그림의 다른 부분 5곳을 찾아 동그라미 해보세요.

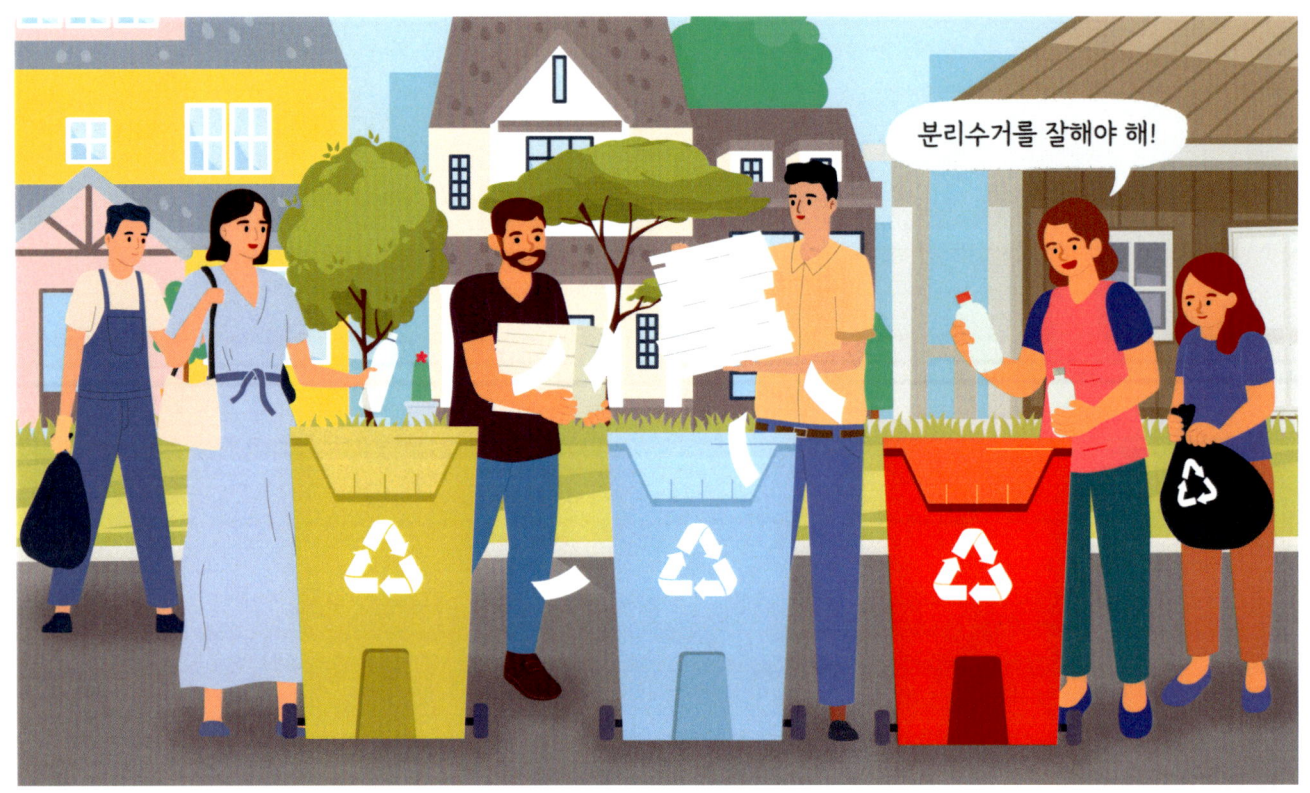

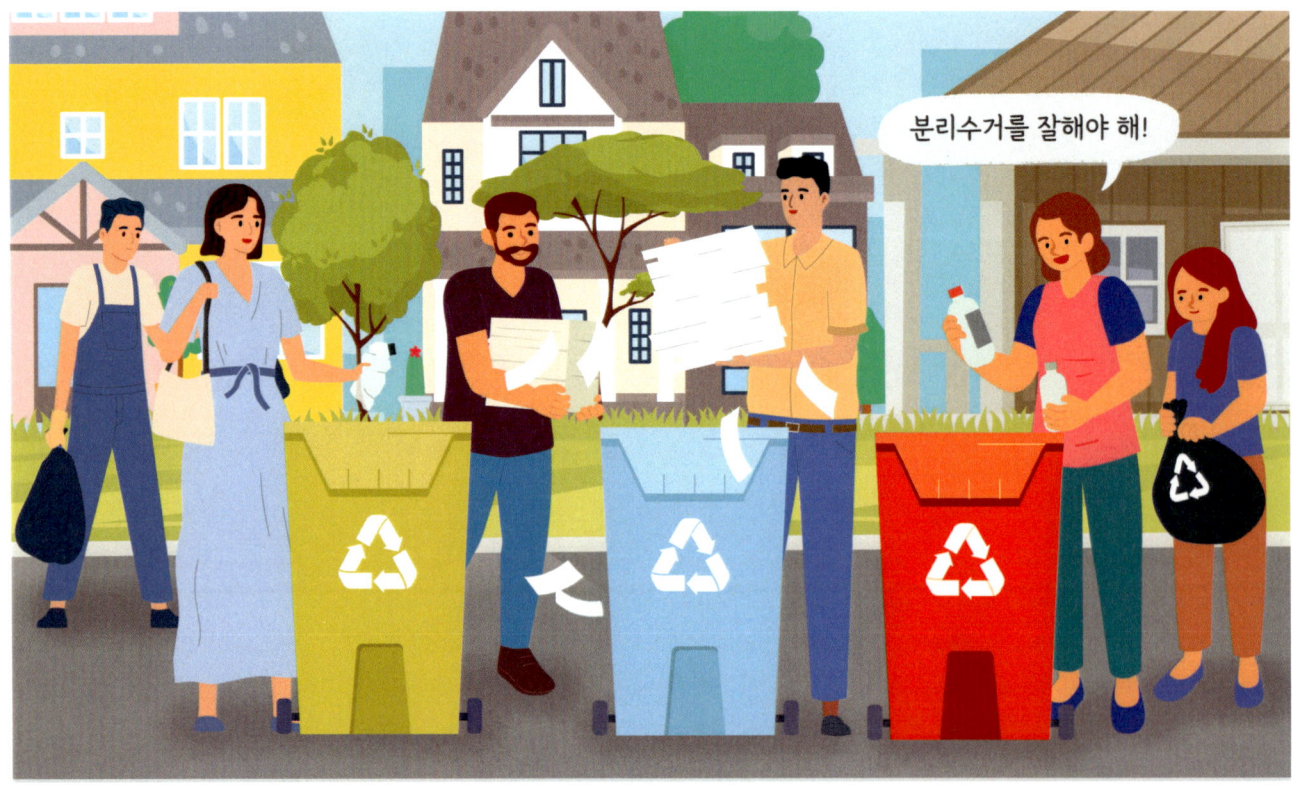

우리 집 1

그림을 잘 기억하고, 다음 장으로 넘어가세요.

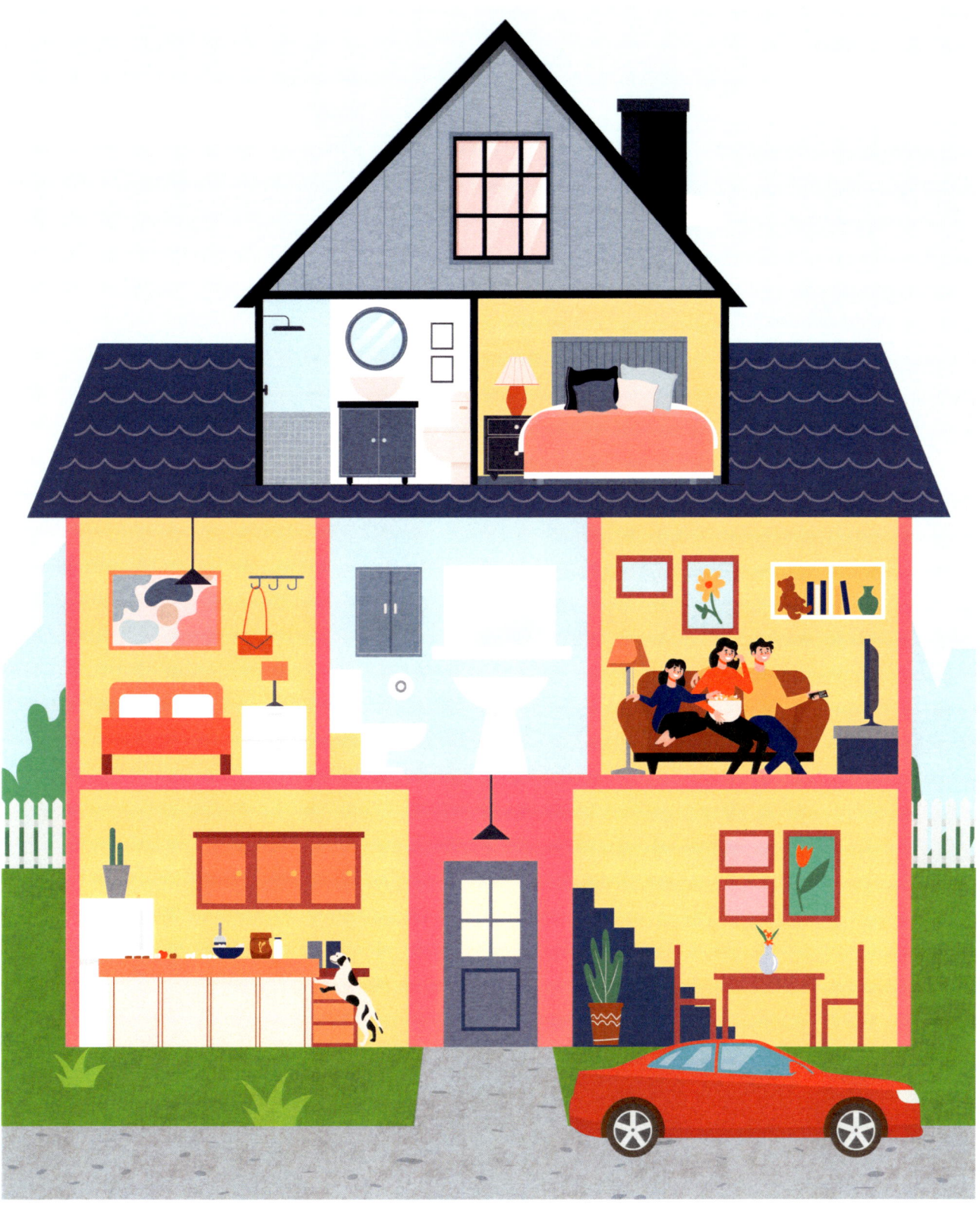

우리 집 2

앞 장을 잘 기억해 보고, 바뀐 모습 3곳을 찾아 동그라미 해보세요.

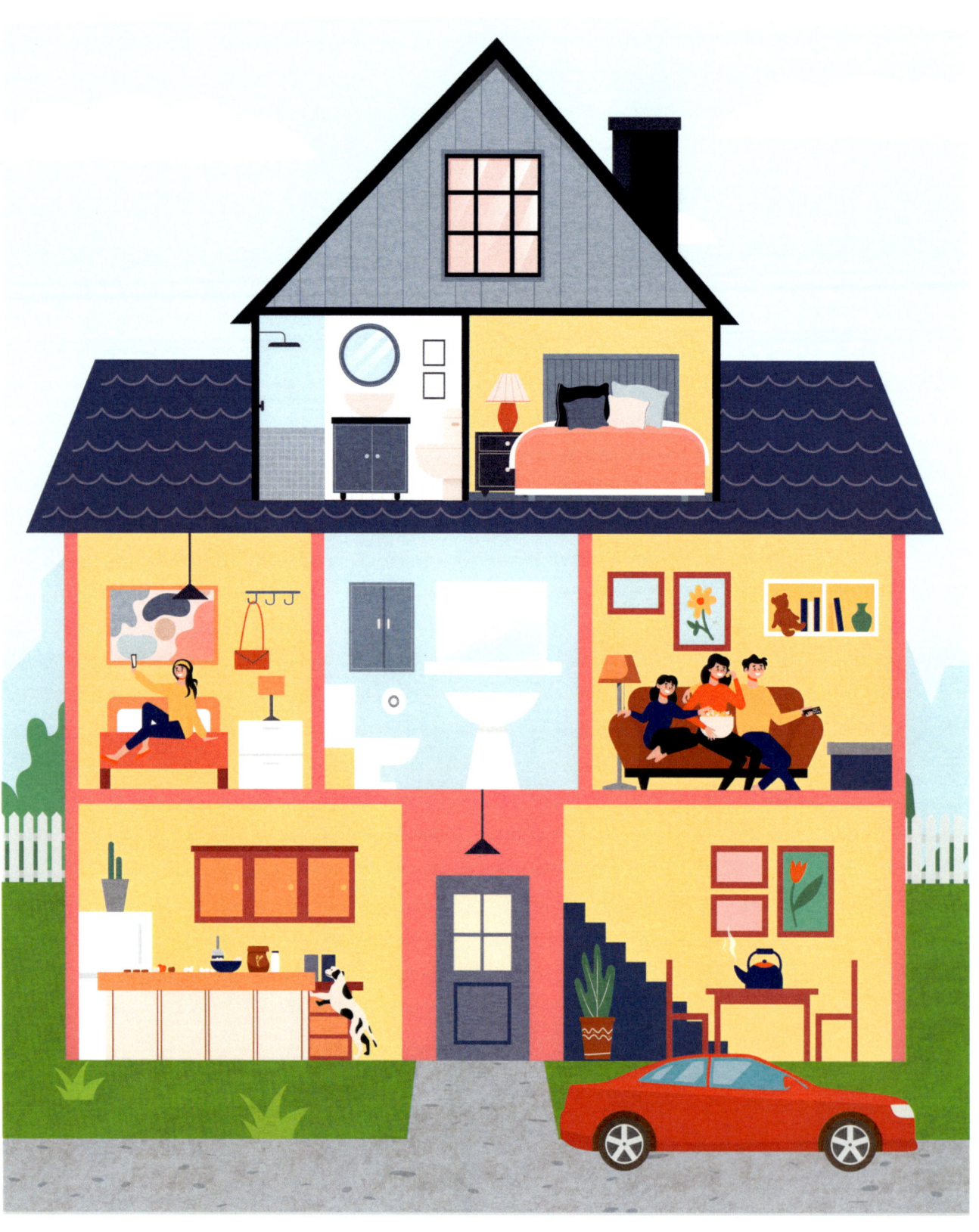

헬스장

두 그림의 다른 부분 5곳을 찾아 동그라미 해보세요.

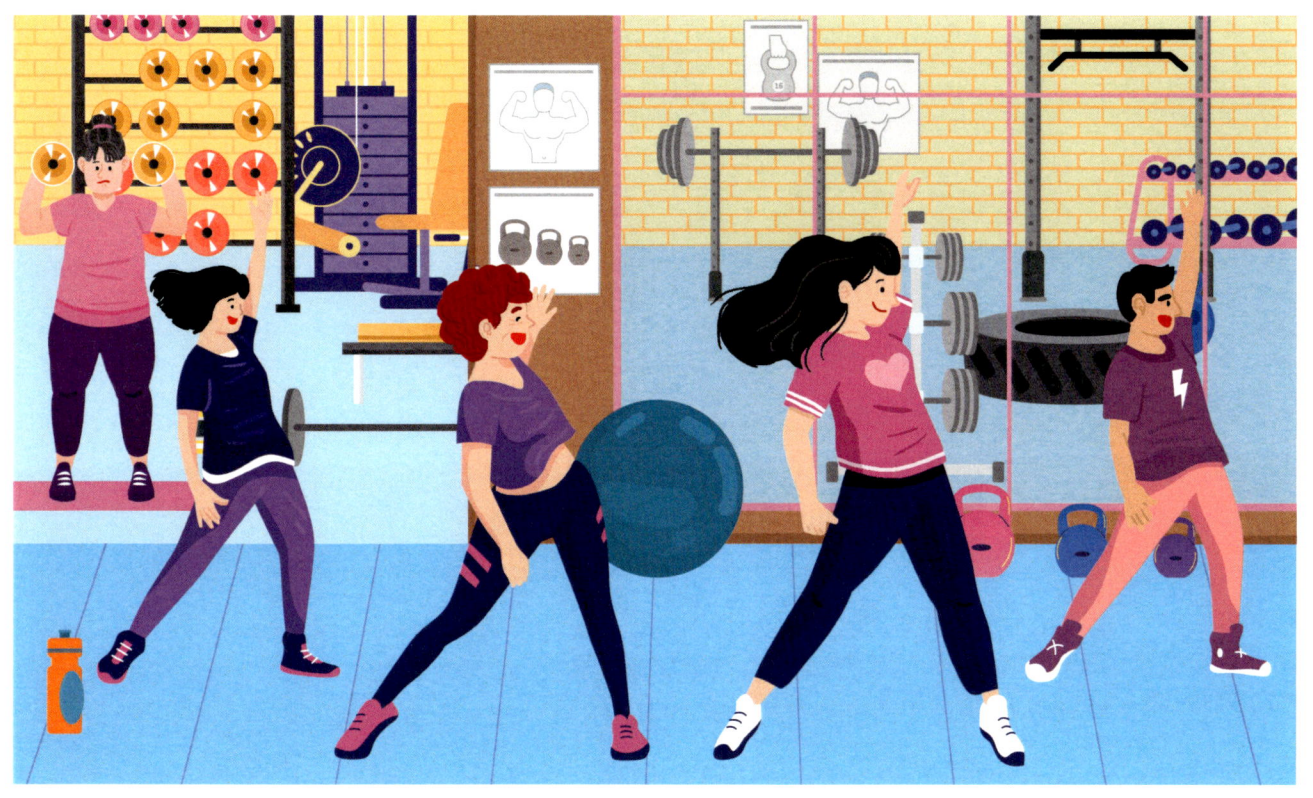

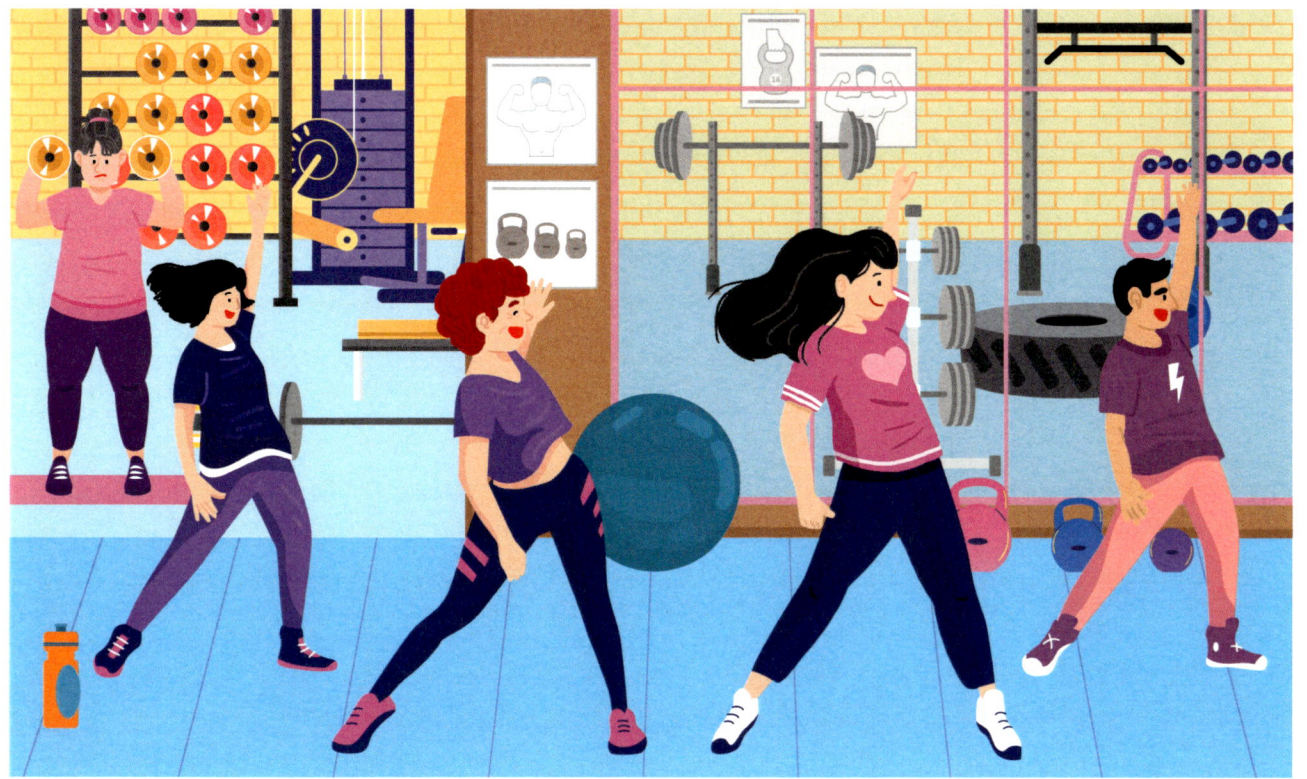

정답

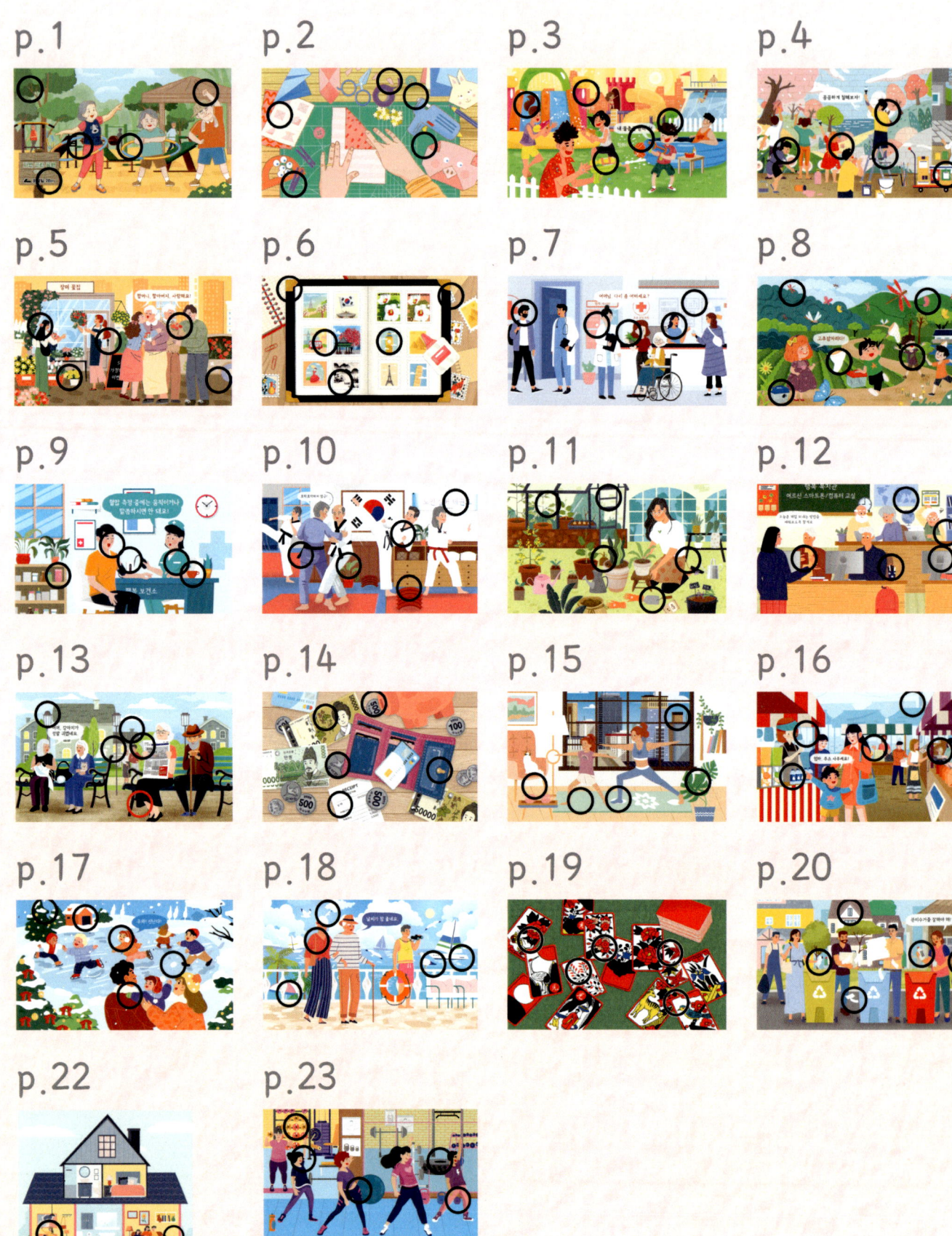

유아부터 성인까지, 시멘토 도서 시리즈로
창의력 팡팡! 두뇌개발 풀가동!

시멘토 시니어 틀린그림찾기
1~10편

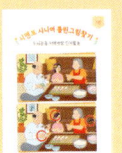 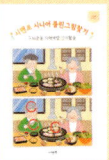 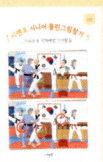

시멘토 시니어 미로 찾기
1~10편

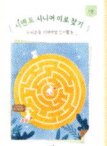 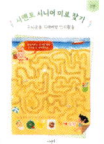 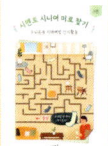

치매예방 인지활동 시멘토 워크북
1~20편

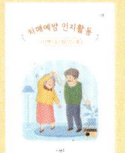 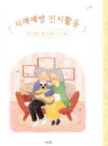 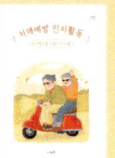

시멘토 시니어 컬러링북
1~20편

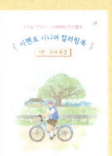 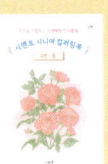 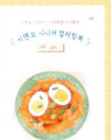

만화로 보는 시멘토 초등국어 속담
1~3편

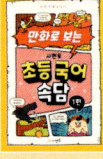 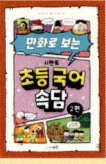 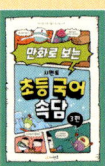

만화로 보는 시멘토 초등국어 고사성어·사자성어
1~3편

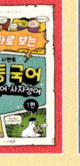 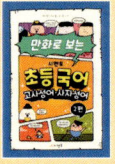 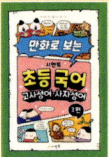

만화로 보는 시멘토 초등국어 어휘력
1~3편

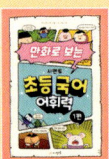 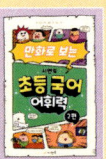 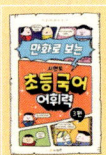

신나게 두뇌회전, 시멘토 종이접기
1~2편

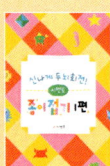 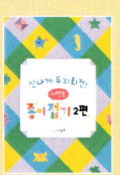

시멘토 똑똑하고 기발한 미로찾기
1~7편

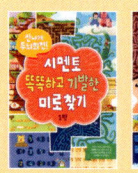 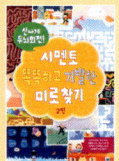 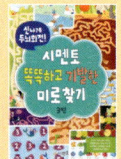

신나게 두뇌회전, 시멘토 숨은그림찾기
1~5편

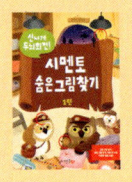 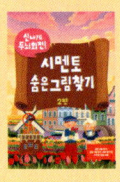 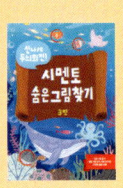

신나게 두뇌회전, 시멘토 틀린그림찾기
1~8편

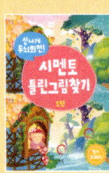 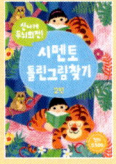 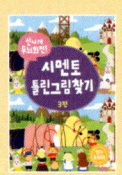

신나게 두뇌회전, 시멘토 미로찾기
1~7편

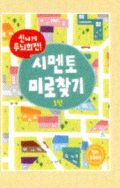 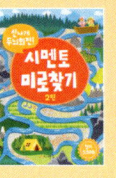 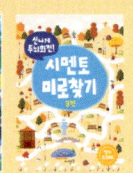

{ 시멘토의 도서 시리즈는 계속해서 출간 중! https://book.symentor.co.kr/ 홈페이지를 확인해 주세요. }

서명 시멘토 시니어 틀린그림찾기 두뇌운동 치매예방 인지활동 3편
구성 시멘토 교육연구소
발행처 시멘토 **발행인** 하태훈 **디자인** 시멘토 디자인연구소
본사 주소 서울시 구로구 고척로 228-11 | 서울시 구로구 중앙로13길 29
물류센터 주소 서울시 구로구 중앙로15길 29 지하 1층 B01호
이메일 helpdesk@symentor.co.kr **홈페이지** www.symentor.co.kr
구매문의 070-4246-5477 by@symentor.co.kr

ⓒ시멘토
ISBN 979-11-6408-188-2
본 도서의 콘텐츠는 저작권법에 의해 보호됩니다.
이 책에 실린 글과 그림의 무단 복제와 복사 행위를 금합니다.
잘못된 책은 구입하신 곳에서 바꾸어 드립니다.
printed in Korea

값 6,600원